高职高专规划教材

优良药房
工作实务

刘 燕 吴美珠 主编

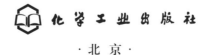

化学工业出版社

·北京·

本教材根据教育部对高等职业教育人才培养的相关要求，以高职高专药学专业培养目标为依据，基于药房工作过程，由多所医药学校和医药行业专家共同编写，供药学和药品经营与管理专业用。本教材共分为药品分类陈列、处方调配、药品销售、药学咨询和经营过程药品质量保证五大工作任务，每个任务由若干个实训项目来完成，每个项目内容主要包括有工作任务、实训目的、操作程序、实训环境、实训组织、实训考核与评分和想想做做等内容。通过本教材的学习，学生学会规范正确快速调配处方（重点是审核处方的合理性），具备一定的辨病售药和药学咨询服务能力，保证经营过程药品质量能力，掌握一定的药房服务礼仪；树立药品质量第一、以患者和消费者为中心的职业道德素养。使学生在言行举止、技术操作、处理问题、语言沟通、道德规范等方面都有专业水平和专业特色。从而满足高等药学专业技术领域和职业岗位（群）的需求。

图书在版编目（CIP）数据

优良药房工作实务/刘燕，吴美珠主编．—北京：
化学工业出版社，2010.12（2020.1重印）
高职高专规划教材
ISBN 978-7-122-09838-2

Ⅰ. 优…　Ⅱ. ①刘…②吴…　Ⅲ. 药房-药政管理-高
等学校：技术学院-教材　Ⅳ. R952

中国版本图书馆 CIP 数据核字（2010）第 213610 号

责任编辑：于　卉　　　　　　　　　　文字编辑：赵爱萍
责任校对：陶燕华　　　　　　　　　　装帧设计：关　飞

出版发行：化学工业出版社（北京市东城区青年湖南街 13 号　邮政编码 100011）
印　　装：大厂聚鑫印刷有限责任公司
787mm×1092mm　1/16　印张 7¼　字数 167 千字　　2020 年 1 月北京第 1 版第 9 次印刷

购书咨询：010-64518888　　　　　　售后服务：010-64518899
网　　址：http://www.cip.com.cn
凡购买本书，如有缺损质量问题，本社销售中心负责调换。

定　　价：20.00 元

编写人员名单

主　编　　刘　燕　吴美珠

副主编　　张健泓　林红宁

编　者　　（以姓名笔画为序）

甘柯林　肇庆医学高等专科学校

刘　燕　肇庆医学高等专科学校

李　坚　韶关学院医学院

吴美珠　肇庆医学高等专科学校

余孔廷　肇庆市端州区人民医院

张健泓　广东食品药品职业学院

陆佩云　肇庆邦健医药有限公司

陈妙茹　肇庆医学高等专科学校

陈思诗　肇庆邦健医药有限公司

林红宁　肇庆市第一人民医院

罗宝平　嘉应学院医学院

赵燕芬　肇庆医学高等专科学校

前　言

　　本教材根据教育部对高等职业教育人才培养的相关要求，以高职高专药学专业培养目标为依据，基于药房工作过程，由多所医药学校和医药行业专家共同编写，供药学和药品经营与管理专业用。

　　《优良药房工作实务》是培养高职高专药学学生从事药房（医院药房和社会药房）工作的职业技术能力和职业道德素养的一门综合应用性课程，它将多门职业技术课的知识与能力及医药上岗证的相关要求综合转化为优质药学服务能力，适应当前"药学服务型"药房工作模式对高职高专药学教育的要求，是从事药品零售经营、药品使用工作的核心职业技能课。

　　本教材共分为药品分类陈列、处方调配、药品销售、药学咨询和经营过程药品质量保证五大工作任务，每个任务由若干个实训项目来完成，每个项目主要包括有工作任务、实训目的、操作程序、实训环境、实训组织、实训考核与评分和想想做做等内容。通过本教材的学习，使学生学会规范、正确、快速调配处方（重点是审核处方的合理性），具备一定的辨病售药和药学咨询服务能力，并保证经营过程药品质量，掌握一定的药房服务礼仪；树立药品质量第一、以患者和消费者为中心的职业道德素养。使学生在言行举止、技术操作、处理问题、语言沟通、道德规范等方面都有专业水平和专业特色。从而满足高等药学专业技术领域和职业岗位（群）的需求。

　　参加本书编写的人员有：刘燕（任务一，任务二中项目一、二）、吴美珠（任务二中项目三，任务四中项目一）、张健泓（任务二中项目五，任务五中项目五）、林红宁（任务五中项目三和四）、陈思诗（任务三中项目三和四）、甘柯林（任务五中项目一）、余孔廷（任务二中项目四）、陈妙茹（任务四中项目三）、赵燕芬（任务四中项目二）、陆佩云（任务三中项目一）、罗宝平（任务三中项目二）、李坚（任务五中项目二）。

　　限于编者水平有限与时间仓促，不足之处在所难免，敬请批评指正。

编者

2010 年 9 月

目　录

工作任务一　药品分类陈列

实训项目　药品分类陈列 …………………………………………………… 1

工作任务二　处方调配

实训项目一　收方 ……………………………………………………………… 6

实训项目二　审核处方 ………………………………………………………… 12

实训项目三　调配处方、核对处方与发药 …………………………………… 24

实训项目四　处方调配综合实训 ……………………………………………… 36

实训项目五　中药处方调配综合实训 ………………………………………… 43

工作任务三　药品销售

实训项目一　药房服务礼仪 …………………………………………………… 50

实训项目二　便民健康服务技术 ……………………………………………… 56

实训项目三　药品销售 ………………………………………………………… 60

实训项目四　药品进、销、存电脑操作 ……………………………………… 65

工作任务四　药学咨询

实训项目一　药学咨询服务基本技能 ………………………………………… 66

实训项目二　抗感染药物的用药咨询与指导 ………………………………… 69

实训项目三　特殊人群的用药咨询与指导 …………………………………… 72

工作任务五　经营过程药品质量保证

实训项目一　购进过程药品质量保证 ………………………………………… 76

实训项目二　验收过程药品质量保证 ………………………………………… 81

实训项目三　养护过程药品质量保证 ………………………………………… 85

实训项目四　销售过程药品质量保证 ………………………………………… 89

实训项目五　药品不良反应的报告 …………………………………………… 91

附录

附录1　课程考核方式 …………………………………………………………… 95

附录2　模拟药房值班管理工作考核表 ………………………………………… 95

附录3　药房人员岗位职责 ……………………………………………………… 95

附录4　药物最佳服用时间 ……………………………………………………… 96

附录5　《2005年版中国药典临床用药须知》规定须做皮试药物一览表 …… 97

附录6　药物相互作用一览表 …………………………………………………… 98

附录7　对妊娠有危害药物分类表 ……………………………………………… 107

参考文献

实训项目　药品分类陈列

【工作任务】▶▶▶

将购进或从药库调拨过来的药品陈列于药架上。

【实训目的】▶▶▶

培养学生完成药品分类陈列任务的能力，为完成处方调配任务或药品销售打下基础（处方调配或药品销售时需按药品分类陈列依据快速找到所需药品，以提高工作效率）。

【操作程序】▶▶▶

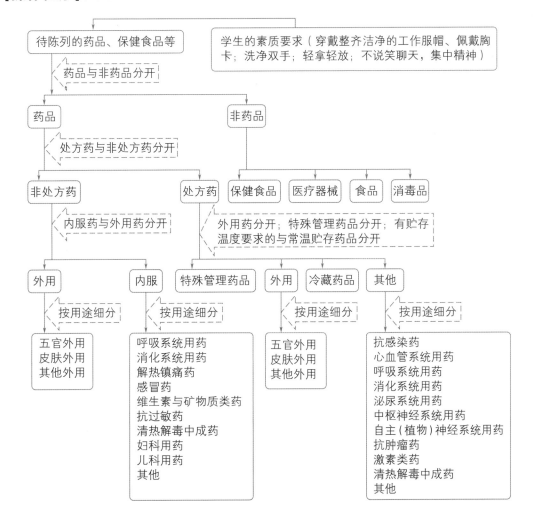

【注意事项】▶▶▶

（1）首先按"六分开"粗分，再按用途细分。在医院药房，注射剂还常与其他剂型分开，同时，对注射剂又按中、西药分开，有时也按是否贵重分开。

"六分开"指：药品与非药品分开；处方药与非处方药分开；外用药与其他方法应用的药品分开；特殊管理药品与一般药品分开；有贮存温度要求的与常温贮存药品分开；易串味药品与其他药品分开。

（2）外观相似或发音相近的药品分开摆放；同一药品但不同规格的药品分开摆放；同种药品不同批号的分开摆放，不能混批。

（3）常用的细分用途有：抗感染药（抗生素，合成抗菌药，抗结核病药，抗真菌药，抗病毒药，抗寄生虫药），心血管系统用药（降压药，调血脂药，强心苷，抗心律失常药，抗心绞痛药），呼吸系统用药，消化系统用药，泌尿系统用药，中枢神经系统用药（中枢兴奋药，解热镇痛药，非甾体抗炎药，镇痛药，镇静、催眠药，抗精神病药），自主神经系统用药（拟胆碱药，抗胆碱药，拟肾上腺素药，抗肾上腺素药，肌松药），抗肿瘤药，清热解毒中成药，感冒药，激素类药，妇科用药，儿科用药，其他。

【相关链接】▶▶▶

1. 如何区分药品与非药品？

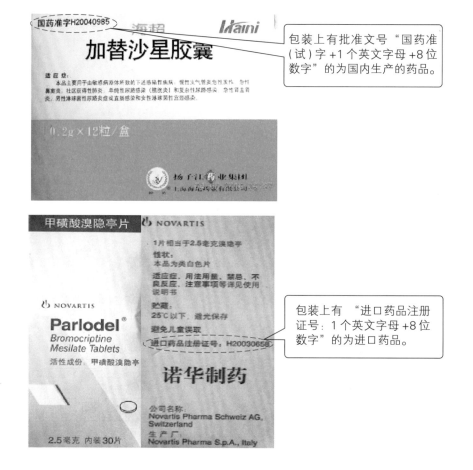

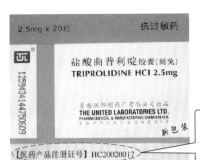

2.5mg x 20粒　　　　抗过敏药

盐酸曲普利啶胶囊(刻兔)
TRIPROLIDINE HCl 2.5mg

香港联邦制药厂有限公司出品
THE UNITED LABORATORIES LTD.
PHARMACEUTICAL & MANUFACTURING CHEMISTS H.K.

新包装

〈医药产品注册证号〉HC20020017
【贮　　藏】防潮避光，密封于阴凉干燥处保存。
【包　　装】20粒铝塑铝盒装。

> 包装上有"医药产品注册证号"的为中国香港、中国澳门、中国台湾生产的药品。

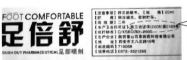

培磊能®
甲磺酸二氢麦角碱缓释胶囊

主要成分：甲磺酸二氢麦角碱2.5mg
包　　装：铝塑包装，每盒30粒
进口药品注册证号：H20030150
进口药品分装批准文号：国药准字J20030055
上市公司和生产企业：Sanofi-Synthelabo Korea Co., Ltd.
地　　址：778-3, Wonsi-Dong,Ansan-City,Kyunggi-Do, Korea
分装企业：杭州赛诺菲圣德拉堡民生制药有限公司
地　　址：杭州余杭塘道108号
邮　　编：310011
电　　话：0571-88075830
传　　真：0571-88076189
赛诺菲-圣德拉堡　民生

> 包装上有"进口药品注册证号和进口药品分装批准文号"的为进口分包装的药品。

FOOT COMFORTABLE
足倍舒
GUSH OUT PHARMACEUTICAL 足部喷剂

> 为省或市简称卫消证字号的是消毒品。

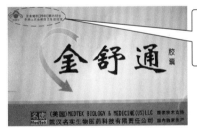

金舒通 胶囊

名牌 Medtek (美国)MEDTEK BIOLOGY & MEDICINE (US)LLC 提供技术支持
武汉名实生物医药科技有限责任公司　国内唯一家生产

> 包装上有蓝帽子标志且有国食健字或卫食健字的为保健食品。

障必清　滴眼液

> 为国（或省或市简称）食药监械(准)字号的是医疗器械。

剑波祛湿茶

配　料：凉茶秘方135号菊花、香薷、藿香、桑叶、
　　　　葛根、白茅根。

建议饮用：每次1～2包，用开水冲泡
　　　　　焗五分钟即可，每日2～3次。

批准文号：粤卫食证字(2007)第1201A07114号
标　准　号：Q/ZLB02-2003
备　案　号：QB/44120067747-2003
标识备案号：44120067109

生产日期：
保质期：
生产批号：
贮　　藏：卫生、干燥、阴凉
电　　话：0758-2625363　2625291

> 为省或市简称卫食证字号的是食品。

2. 如何区分处方药与非处方药？

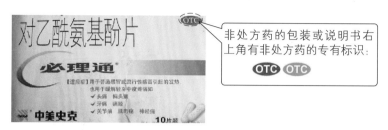

非处方药的包装或说明书右上角有非处方药的专有标识：
OTC OTC

3. 如何区分外用药？

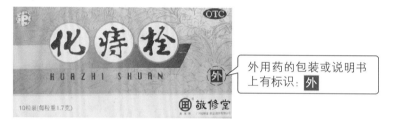

外用药的包装或说明书上有标识：**外**

4. 如何区分特殊管理药品？

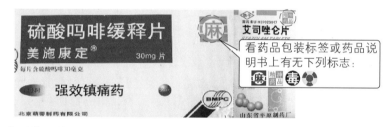

看药品包装标签或药品说明书上有无下列标志：
麻 **精神药品** **毒** ☢

5. 如何辨别药品的贮存温度要求？

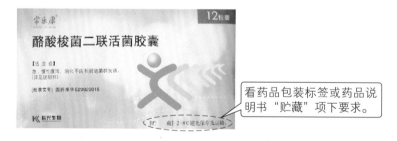

看药品包装标签或药品说明书"贮藏"项下要求。

【实训环境与器材】▶▶▶

分类正确齐全、分类标识明确、陈列各类药盒、配备电脑的模拟药房。按 32 人计，准备含各类医药产品的空包装盒 16 个/组，共 4 组。四种颜色的彩色卡纸、双面胶。

【实训组织】▶▶▶

小组技术比拼法。

(1) 布置任务。以小组为单位（约 8 人/组）比拼分类陈列药品能力。每组在规定时间内陈列药品（各类空药盒若干），互相在规定时间内挑错并纠正，陈列错一个扣 3 分，发现并纠正对方陈列错的药品，按纠错比例得分，超时扣分。

(2) 学生以组为单位讨论、准备。

（3）学生陈列药品。

（4）小组交换检查纠错；教师也同时检查各组陈列情况并记录考评结果。

（5）小组派代表点评他组的错误之处并说明原因。教师记录各组纠错结果。

（6）教师点评。

（7）各小组回收自己组的药盒。

【实训考核与评分】▶▶▶

考核方式：教师对学生的实训以小组为单位按考核评分标准评分。"药品分类陈列"技能考核评分见表1-1。

表1-1　"药品分类陈列"技能考核评分表

项目分类	操作要点	分　值	扣　分	得　分	备　注
药品分类陈列能力	陈列错一个药品扣3分	50分			
	发现并纠正对方陈列错药品的能力,按纠错比例得分	20分			
团队协作能力	组员间既有分工以提高工作速度,又互相协作以提高工作准确率	20分			
完成时间	超时一分钟扣一分,至本项分扣完	10分			
合　计		100分			

【想想做做】▶▶▶

1. 医院药房和社会药房药品摆放的相同点及不同点。

2. 某同学在药房整理药品时发现下列现象，请你判断下列做法对吗？

① 两个批号的罗红霉素胶囊叠放在一起。

② 维C银翘片陈列在处方药区。

③ 规格分别为0.5g和1.5g的注射用头孢他啶叠放在一起。

④ 胰岛素注射液陈列在注射剂类药架上。

⑤ 双唑泰栓和妇血康胶囊陈列在一起。

3. 在模拟药房两分钟之内拿取下列每组医药产品。

① 阿莫西林胶囊、缬沙坦片、地高辛片、脑栓通胶囊、奥美拉唑肠溶胶囊、地西泮片、鼻炎康片、参麦注射液、对乙酰氨基酚片、合生元。

② 阿奇霉素分散片、阿昔洛韦乳膏、盐酸哌替啶注射液、氨茶碱注射液、醋酸地塞米松片、地奥心血康胶囊、法莫替丁片、氟康唑胶囊、格列美脲片、创可贴。

③ 阿司匹林肠溶片、卡托普利片、复方氨基酸注射液（18AA）、红霉素软膏、维生素AD滴剂、布洛芬混悬液、格列吡嗪片、复方鱼腥草合剂、蒙脱石散、小儿感冒颗粒。

④ 阿昔洛韦滴眼液、破伤风抗毒素、复方丹参滴丸、蛇胆川贝散、头孢克肟颗粒、藿香正气水、六味地黄丸、盐酸氨溴索片、注射用头孢曲松钠、盐酸小檗碱片。

工作任务二 处方调配

实训项目一 收方

【工作任务】▶▶▶

接收纸质处方或电子处方。

【实训目的】▶▶▶

培养学生学会收方，为完成处方调配任务打下基础。

【操作程序】▶▶▶

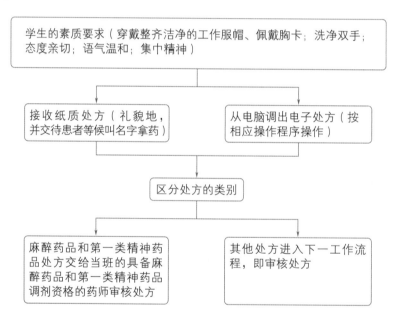

【实训环境与器材】▶▶▶

配备电脑（可传递电子处方）的模拟药房。

【实训组织】▶▶▶

（1）教师示教收纸质处方和电子处方。
（2）学生采用角色扮演法练习收纸质处方和电子处方。

【实训考核与评分】▶▶▶

考核方式：学生互考互评。分发一套纸质处方给任考评员的学生，要求被考生区分处方的类别，并操作如何接收纸质处方和电子处方，根据评分表打分。"收方"技能考核评分表见表 2-1。

表 2-1　"收方"技能考核评分表

项目分类	操作要点	分　值	扣　分	得　分	备　注
区分各类处方	错 1 项扣 5 分	30 分			
接收纸质处方	是否规范熟练	30 分			
接收电子处方	是否规范熟练	30 分			
职业素养	工作认真积极，与人协作沟通良好，对患者及家属有礼貌、有耐心	10 分			
合　计		100 分			

【想想做做】▶▶▶

1. 处方分为哪几部分，每部分包含哪些内容？
2. 辨认下列处方样式，说说收到这些处方要注意哪些问题？处理要点各是什么？

普通处方样式

＿＿＿＿＿＿＿处方笺

费别：　□公费　　□自费
　　　　□医保　　□其他　　医疗证/医保卡号：＿＿＿＿＿　处方编号：＿＿＿＿＿

姓名：＿＿＿＿＿＿＿＿＿＿　　性别：□男　□女　年龄：＿＿＿＿岁

门诊/住院病历号：＿＿＿＿＿＿　　科别（病区/床位号）：＿＿＿＿＿＿

临床诊断：＿＿＿＿＿＿＿＿　　开具日期：＿＿＿＿年＿＿＿月＿＿＿日

住址/电话：＿＿＿＿＿＿＿＿＿＿＿＿＿＿＿＿

Rp

医　　　师：＿＿＿＿＿　药品金额：＿＿＿＿＿

审核药师：＿＿＿＿＿　调配药师/士：＿＿＿＿＿　核对、发药药师：＿＿＿＿＿

急诊处方样式

急 诊

_____处方笺

费别：　□公费　　□自费
　　　　□医保　　□其他　　医疗证/医保卡号：　　　　　处方编号：

姓名：_____　　　性别：□男　□女　年龄：_____岁
门诊/住院病历号：_____　科别(病区/床位号)：_____
临床诊断：_____　　开具日期：_____年_____月_____日
住址/电话：_____

Rp

医　　师：_____　药 品 金 额：_____
审核药师：_____　调配药师/士：_____　核对、发药药师：_____

儿科处方样式

儿　科

<u>　　　　　　　</u>处方笺

费别：　□公费　　□自费
　　　　□医保　　□其他　　医疗证/医保卡号：　　　　　　处方编号：

姓名：<u>　　　　　</u>　　性别：□男　□女　年龄：<u>　　</u>岁<u>　</u>月<u>　</u>日　体重<u>　</u>千克

门诊/住院病历号：<u>　　　　　　</u>　　　科别(病区/床位号)：<u>　　　　　　</u>

临床诊断：<u>　　　　　　</u>　　　　　开具日期：<u>　　　</u>年<u>　　</u>月<u>　　</u>日

住址/电话：<u>　　　　　　　　　　　　</u>

Rp

医　　师：<u>　　　　</u>　　药品金额：<u>　　　　</u>

审核药师：<u>　　　　</u>　　调配药师/士：<u>　　　</u>　　核对、发药药师：<u>　　　　</u>

麻醉药品、第一类精神药品处方样式

麻、精一

＿＿＿＿＿＿处方笺

费别：　□公费　　□自费
　　　　□医保　　□其他　　医疗证/医保卡号：　　　　　　处方编号：

姓名：＿＿＿＿＿＿＿＿＿　　性别：□男　□女　　年龄：＿＿＿＿岁

门诊/住院病历号：＿＿＿＿＿　　科别（病区/床位号）：＿＿＿＿＿＿

临床诊断：＿＿＿＿＿＿＿＿　　开具日期：＿＿＿年＿＿月＿＿日

住址/电话：＿＿＿＿＿＿＿＿　　身份证明编号：＿＿＿＿＿＿＿＿＿

代办人姓名：＿＿＿＿＿＿＿　　身份证明编号：＿＿＿＿＿＿＿＿＿

Rp

医　　师：＿＿＿＿＿　　药品金额：＿＿＿＿＿

审核药师：＿＿＿＿＿　　调配药师/士：＿＿＿＿＿　　核对、发药药师：＿＿＿＿＿

取　药　人：＿＿＿＿＿　　发出药品批号：＿＿＿＿＿＿

第二类精神药品处方样式

精 二

_____处方笺

费别：　□公费　　□自费
　　　　□医保　　□其他　　医疗证/医保卡号：　　　　　处方编号：

姓名：_____　　　性别：□男　□女　　年龄：_____岁

门诊/住院病历号：_____　　科别(病区/床位号)：_____

临床诊断：_____　　开具日期：_____年_____月_____日

住址/电话：_____

Rp

医　　师：_____　　药 品 金 额：_____

审核药师：_____　　调配药师/士：_____　　核对、发药药师：_____

实训项目二 审核处方

【工作任务】▶▶▶

对处方进行形式审核及用药适宜性审核。

【实训目的】▶▶▶

培养学生对处方进行形式审核及用药适宜性审核的能力，以提高处方质量，促进合理用药，保障医疗安全。

【操作程序】▶▶▶

学生的素质要求（穿戴整齐洁净的工作服帽、佩戴胸卡；洗净双手；集中精神）

处方的形式审核

(1) 合法性审核　看是否加盖医疗机构公章。

(2) 时效性审核　当日有效。特殊情况下需延长有效期的，由开具处方的医师注明有效期限，但有效期最长不得超过3天。

(3) 处方前记　各项内容应齐全、书写清楚。

(4) 处方书写

① 不得涂改，如修改须在修改处签名及注明修改日期。

② 每一种药品应当另起一行。

③ 每张处方不得超过5种药品。

④ 开具处方后的空白处划一斜线以示处方完毕。

⑤ 药品用法用量　应当按照药品说明书规定的常规用法用量使用。超剂量使用应注明原因并再次签名。

(5) 药品名称　应是经药品监督管理部门批准并公布的药品通用名称、新活性化合物的专利药品名称和复方制剂药品名称，没有中文名称的可以使用规范的英文名称。

(6) 处方限量

① 急诊处方　不超过3日量。

② 门诊处方　一般不超过7日量。

③ 特殊管理药品处方　按相应规定操作。

(7) 处方后记

① 医师签名有无。

② 签名的有效性，即医师有无相应处方权。

处方的用药适宜性审核

(1) 处方用药与临床诊断的相符性　即是否对症下药。

(2) 是否有有害的药物相互作用和配伍禁忌。

(3) 是否重复用药。

(4) 需进行皮试的，处方医师是否注明（皮试结果为阴性后再调配药品）。

(5) 药品用法用量是否正确（剂量和患者年龄、生理、病理状态有关，给药途径与病情轻重需相适宜，给药间隔及给药时间需正确）。

(6) 用药对象是否适宜　需特别注意儿童、老人、妊娠期、哺乳期、肝肾功能不良者的用药是否有禁忌。

不合格 → 联系处方医师，告知原因，请其修改，否则拒绝调配

合格 → 在处方的审核药师处签名

【注意事项】 ▶▶▶

（1）医师可以使用由卫生部公布的药品习惯名称开具处方。

（2）门诊处方　一般不超过 7 日量。对于某些慢性病、老年病或特殊情况，处方用量可适当延长，但医师必须注明理由。

（3）不宜告诉患者处方不合格原因或叫患者直接去告知处方医师。

【相关链接】 ▶▶▶

中华人民共和国卫生部发布的"2007 处方管理办法"规定特殊管理药品处方限量。

① 为门（急）诊患者开具的麻醉药品和第一类精神药品注射剂，每张处方为一次常用量；控缓释制剂，每张处方不得超过 7 日常用量；其他剂型，每张处方不得超过 3 日常用量。

为门（急）诊癌症疼痛患者和中、重度慢性疼痛患者开具的麻醉药品、第一类精神药品注射剂，每张处方不得超过 3 日常用量；控缓释制剂，每张处方不得超过 15 日常用量；其他剂型，每张处方不得超过 7 日常用量。

哌醋甲酯用于治疗儿童多动症时，每张处方不得超过 15 日常用量。

第二类精神药品一般每张处方不得超过 7 日常用量；对于慢性病或某些特殊情况的患者，处方用量可以适当延长，医师应当注明理由。

② 为住院患者开具的麻醉药品和第一类精神药品处方应当逐日开具，每张处方为 1 日常用量。

对于需要特别加强管制的麻醉药品，盐酸二氢埃托啡处方为一次常用量，仅限于二级以上医院内使用；盐酸哌替啶处方为一次常用量，仅限于医疗机构内使用。

【实例解析】 ▶▶▶

实例 1

【患者病情简介】男性患者，35 岁，患胃炎。

【处方】

奥美拉唑	20mg×3 片	20mg qd
硫糖铝口服混悬液	120ml/1 瓶	10ml tid

【原因】药物相互作用。

【处方分析】

硫糖铝在酸性环境下，可解离出硫酸蔗糖复合离子，复合离子聚合成不溶性的带负电荷的胶体，能与溃疡或炎症处带正电荷的蛋白质渗出物相结合，形成一层保护膜而发挥药效，奥美拉唑为质子泵抑制剂会影响硫糖铝药效的发挥。两者不宜合用。

实例 2

【患者病情简介】男性患者，38 岁，患急性肠炎、腹泻。

【处方】

诺氟沙星胶囊	0.1g×18 粒	0.3g bid
双八面体蒙脱石散	3g×10 袋/盒	3g tid

【处方审核】合理处方。

【处方分析】

(1) 诺氟沙星为氟喹诺酮类，用于肠道感染。

(2) 双八面体蒙脱石，粉末粒度细，在肠道内可吸附毒素及病原体用于止泻。

(3) 双八面体蒙脱石对诺氟沙星在胃酸条件下的吸附率高达98.7%，吸附于双八面体蒙脱石中的诺氟沙星对大肠杆菌仍有很强的抑菌作用。两者配伍合用，双八面体蒙脱石吸附病菌、毒素。同时吸附诺氟沙星，使其内部的诺氟沙星浓度远高出胃肠道浓度。因而有利于杀灭已吸附于双八面体蒙脱石中的细菌，而且因其吸附诺氟沙星，影响在肠道的吸收，使诺氟沙星在肠道内长时间保持较高浓度，因此，两者配伍在治疗侵袭性细菌性腹泻方面具有协同作用。

实例 3

【患者病情简介】女性患者，45岁，患慢性支气管哮喘。

【处方】

| 罗红霉素片 | 150mg×14 片 | 150mg bid |
| 茶碱缓释片 | 100mg×14 片 | 100mg bid |

【处方审核】不合理处方。

【原因】药物相互作用（药动学相互作用）。

【处方分析】

罗红霉素可抑制茶碱体内清除，使其血药浓度提高，两者使用中要注意观察茶碱中毒症状的出现，如有消化系统症状及中枢神经兴奋反应，如恶心、呕吐、易激动、失眠等症状时，应减小茶碱缓释片的用量或暂时停用，必要时监测血药浓度。加强用药指导。

实例 4

【患者病情简介】男性患者，70岁，窦性心动过速偶心绞痛兼消化性溃疡。

【处方】

| 盐酸普萘洛尔片 | 10mg×100 片/瓶 | 20mg tid |
| 西咪替丁片 | 0.2g×21 片 | 0.2g tid |

【处方审核】不合理处方。

【原因】药物相互作用。

【处方分析】

西咪替丁为药酶抑制剂，使同用的盐酸普萘洛尔血药浓度增大，而增加药品不良反应的发生率。可换用无药酶抑制作用的法莫替丁或减少盐酸普萘洛尔的剂量。

实例 5

【患者病情简介】患者女，70岁。有糖尿病病史、脑动脉粥样硬化病史，因单纯泌尿系感染就诊。

【处方】

| 加替沙星注射液 | 0.2g/100ml×6 瓶 | 0.4g iv. gtt qd |

【处方审核】不合理处方。

【原因】不适宜人群用药。

【处方分析】

(1) 加替沙星可引起中枢神经系统异常，对患有中枢神经系统疾病的患者（如脑动脉粥样硬化、癫痫和存在癫痫发作因素等），使用本品应慎重。

（2）加替沙星已多见症状性高血糖和低血糖的报道，通常发生于合用口服降糖药（如优降糖）或使用胰岛素的糖尿病患者。这些病人使用本品时应注意监测血糖。

实例6

【患者病情简介】患者女，62岁，自身免疫性肝炎。

【处方】

二甲双胍片	25mg×21 片	25mg tid
泮托拉唑肠溶片	40mg×7 片	40mg qd
甘草酸二铵肠溶胶囊	50mg×63 粒	150mg tid

【处方审核】不合理处方。

【原因】处方用药与临床诊断不相符，即非适应证用药。

【处方分析】

（1）该处方使用二甲双胍片、泮托拉唑肠溶片属于非适应证用药。

（2）根据年龄及用药分析，该患者可能患有糖尿病、胃病（找医生得到确认）。医生应在临床诊断一栏添加上糖尿病、胃病。

实例7

【患者病情简介】患者女，43岁。诊断：类风湿关节炎。

【处方】

| 甲氨蝶呤片 | 2.5mg×12 | 15mg qd |

【处方审核】不合理处方。

【原因】超用量用药。

【处方分析】

甲氨蝶呤作为免疫抑制剂用于治疗类风湿关节炎，说明书中的常用量为一次 5～10mg，每周 1～2 次。本药的副作用较大，尤其在长期应用较大剂量后，有潜在的导致继发肿瘤的危险，该处方中用法用量大大超出了说明书的范围。超用量用药，会加大药品不良反应的发生，存在着用药安全隐患。

实例8

【患者病情简介】患者女，23岁。诊断：慢性胃炎。

【处方】

| 胃舒宁胶囊 | 0.36g×36 粒 | 4 粒 tid |
| 胃康胶囊 | 0.4g×27 粒 | 3 粒 tid |

【处方审核】不合理处方。

【原因】重复用药。

【处方分析】

胃舒宁胶囊和胃康胶囊均为中成药，两者均含有海螵蛸和白芍成分，且功效均为镇痛、健胃、制酸，故为重复用药。

【实训环境与器材】▶▶▶

分类正确齐全、分类标识明确、陈列各类药盒、配备电脑的模拟药房。配备《新编药物学》、《临床用药须知》等工具书。准备有形式审核缺陷的、或用药适宜性审核缺陷的、或形式和用药适宜性审核均有缺陷的各类不合格处方若干。

【实训组织】▶▶▶

1. 布置任务

将来源于行业的、有代表性的纸质处方及打印电子处方若干发给每位学生：先分发存在形式审核缺陷的处方，让学生完成低层次任务——处方的形式审核；再分发存在用药适宜性审核缺陷的处方，让学生完成更高层次任务——处方的用药适宜性审核；最后分发形式和用药适宜性审核均有缺陷的处方，让学生完成处方综合审核任务。

要求：以学习小组为单位，每个学习小组自定一名同学兼扮医生角色，组员共同合作，通过查找相关资料并进行讨论，审核处方是否合格，若不合格，分析原因，并按实际工作中的流程采取相应处理措施；然后每组派代表解说教师指定处方的审方结果，其他组进行修正或补充完善。

2. 教师指引

教师针对学生在完成任务过程中可能遇到的问题，事先进行说明并提出解决问题的途径。

3. 学生执行任务

学生按照任务要求，以学习小组为单位，共同合作讨论、审核含各类缺陷的处方并采取相应处理措施。

4. 小组交流

每组派代表解说教师指定处方的审方结果：一一列举处方不合格的项目，并说明理由，最后说明在实际工作中如何处理不合格的处方。他组对这些处方持不同意见提出修正或补充完善。

5. 教师点评

针对学生在完成任务过程中遇到的问题，尤其是共性问题，做解释说明。最后归纳处方审核的项目，对其中难度最高的药物相互作用审核，特别说明实际工作中可能遇到的类型。

【实训考核】▶▶▶

分发给每个同学一张处方，在规定时间内进行审核，并填写审核处方结果记录表 2-2。教师按"审核处方"技能考核评分表评分，见表 2-3。

表 2-2　审核处方结果记录表

处方编号	形式审核	适宜性审核	审核结论
	不符合要求项目及分析说明	不符合要求项目及分析说明	

表 2-3 "审核处方"技能考核评分表

项目分类		操作要点	分 值	扣 分	得 分	备 注
处方的形式审核	在经审核不符合要求的项目前□中打√。审核错一项扣3分	□(1)合法性审核	3分			
		□(2)时效性审核	3分			
		□(3)处方前记内容应齐全	3分			
		□(4)修改处医师应签全名并注明修改日期	3分			
		□(5)单张处方不超过5种药品	3分			
		□(6)开具处方后的空白处应划斜线	3分			
		□(7)药品超剂量使用应注明原因并再次签名	3分			
		□(8)药品名称应使用规范中文通用名或卫生部公布的药品习惯名称,无中文通用名的用英文名	3分			
		□(9)处方限量应符合有关要求	3分			
		□(10)处方后记医生应签全名并有相应处方权	3分			
		□(11)不存在如未写剂型、规格、数量、单位等书写问题	3分			
处方的用药适宜性审核	在经审核不符合要求的项目前□中打√。审核错一项扣5分	□(1)处方用药与临床诊断应相符	5分			
		□(2)药物间应不存在有害的相互作用和配伍禁忌	5分			
		□(3)没有重复用药	5分			
		□(4)需进行皮试的,应注明	5分			
		□(5)药品用法用量应正确	5分			
		□(6)用药对象应适宜	5分			
处方审核结论	□合格　　□不合格　审核结论正确得全分,否则不得分		7分			
不合格处方处理程序和措施	方式正确,即直接与医生联系,处方审核存在的问题清楚明白告知医生		20分			
职业素养	与人协作沟通能力,工作责任心,保证用药安全有效的职业道德素养		10分			
合　计			100分			

【想想做做】 ▶▶▶

1. 如果处方中出现差错,药师有处方修改权吗?要怎么处理?

2. 处方中药品药房缺货时,是否可以直接在处方上修改成可替代药品,或是否可以向医生介绍可替代药品?

3. 审核所给打印电子处方并按表2-2记录审核结果。

处方笺

费别：	☐公费	☑自费		
	☐医保	☐其他	医疗证/医保卡号：	处方编号：201

姓名：＿＿×××＿＿　　　性别：☐男 ☑女　年龄：＿15＿岁

门诊/住院病历号：×××××× 　　科别（病区/床位号）：＿外科＿

临床诊断：＿泌感＿　　　　　开具日期：＿××＿年＿××＿月＿××＿日

住址/电话：＿××市××区＿

Rp

1. 头孢克肟分散片　　　　50mg×12
   Sig.　100mg bid
2. 洛美沙星　　　　　　　0.3g×12
   Sig.　0.3g tid
3. 消旋山莨菪碱片　　　　10mg×9
   Sig.　10mg bid
4. 碳酸氢钠片　　　　　　0.5g×9
   Sig.　0.5g tid

医　　师：＿×××＿　药品金额：＿＿＿＿＿

审核药师：＿＿＿＿　调配药师/士：＿＿＿＿　核对、发药药师：＿＿＿＿

处方笺

费别：	☐公费	☑自费		
	☐医保	☐其他	医疗证/医保卡号：	处方编号：202

姓名：＿×××＿　　　　　性别：☐男 ☑女　年龄：＿72＿岁

门诊/住院病历号：×××××× 　　科别（病区/床位号）：＿内科＿

临床诊断：＿高血压、肾功能不全＿　开具日期：＿××＿年＿××＿月＿××＿日

住址/电话：＿××市××区××路××小区××栋××房/12345678＿

Rp

1. 卡托普利片　　　25mg×40
   Sig.　50mg bid
2. 螺内酯片　　　　20mg×30
   Sig.　20mg tid

医　　师：＿×××＿　药品金额：＿＿＿＿＿

审核药师：＿＿＿＿　调配药师/士：＿＿＿＿　核对、发药药师：＿＿＿＿

处　方　笺

费别：	□公费　☑自费 □医保　□其他	医疗证/医保卡号：	处方编号：203

姓名：　×××　　　　　　　性别：☑男　□女　年龄：　33　岁

门诊/住院病历号：××××××　　科别（病区/床位号）：　内科

临床诊断：　上呼吸道感染　　开具日期：　××　年　××　月　××　日

住址/电话：　××市××区××路××小区××栋××房/12345678

Rp

0.9％氯化钠注射液　250ml
利巴韦林注射液　0.4g　／　iv drop

医　　师：　×××　　药 品 金 额：＿＿＿＿＿＿

审核药师：＿＿＿＿＿＿　调配药师/士：＿＿＿＿＿＿　核对、发药药师：＿＿＿＿

处　方　笺

费别：	□公费　☑自费 □医保　□其他	医疗证/医保卡号：	处方编号：204

姓名：　×××　　　　　　　性别：□男　☑女　年龄：　58　岁

门诊/住院病历号：××××××　　科别（病区/床位号）：　内科

临床诊断：　肺炎　　开具日期：　××　年　××　月　××　日

住址/电话：　××市××区××路××小区××栋××房/12345678

Rp

5％葡萄糖注射液　250ml　iv drop
注射用头孢曲松钠　4g　／　tid

医　　师：　×××　　药 品 金 额：＿＿＿＿＿＿

审核药师：＿＿＿＿＿＿　调配药师/士：＿＿＿＿＿＿　核对、发药药师：＿＿＿＿

＿＿＿＿＿处方笺

费别：　□公费　☑自费
　　　　□医保　□其他　　医疗证/医保卡号：＿＿＿＿＿　处方编号：205

姓名：＿＿×××＿＿　　　　性别：☑男　□女　　年龄：＿54＿岁
门诊/住院病历号：××××××　　科别（病区/床位号）：＿＿骨科＿＿
临床诊断：＿腰椎间盘突出症＿　开具日期：＿××＿年＿××＿月＿××＿日
住址/电话：＿＿××市××区××路××小区××栋××房/12345678＿＿

Rp

1. 治伤胶囊　　　　0.25g×20
　　　　　　　　　　Sig.　1.25g bid
2. 头孢呋辛酯片　　0.25g×6
　　　　　　　　　　Sig.　0.25g bid
3. 布洛芬缓释胶囊　300mg×4
　　　　　　　　　　Sig.　300mg bid

医　　师：＿×××＿　药 品 金 额：＿＿＿＿＿
审核药师：＿＿＿＿＿　调配药师/士：＿＿＿＿＿　核对、发药药师：＿＿＿＿＿

＿＿＿＿＿处方笺

费别：　□公费　☑自费
　　　　□医保　□其他　　医疗证/医保卡号：＿＿＿＿＿　处方编号：206

姓名：＿＿×××＿＿　　　　性别：□男　☑女　　年龄：＿33＿岁
门诊/住院病历号：××××××　　科别（病区/床位号）：＿＿急诊科＿＿
临床诊断：＿＿胃炎＿＿　　　开具日期：＿××＿年＿××＿月＿××＿日
住址/电话：＿＿××市××区××路××小区××栋××房/12345678＿＿

Rp

1. 多潘立酮片　　　6 片
　　　　　　　　　　Sig.　10mg tid
2. 消旋山莨菪碱　　6 片
　　　　　　　　　　Sig.　10mg tid

医　　师：＿×××＿　药 品 金 额：＿＿＿＿＿
审核药师：＿＿＿＿＿　调配药师/士：＿＿＿＿＿　核对、发药药师：＿＿＿＿＿

儿　科

_____处方笺

费别：　□公费　☑自费
　　　　□医保　□其他　　医疗证/医保卡号：　　　　处方编号：207

姓名：　×××　　性别：☑男　□女　年龄：　3　岁　　月　　日　体重　　千克
门诊/住院病历号：××××××　　科别（病区/床位号）：　　儿科
临床诊断：　咽炎　　　　开具日期：　××　年　××　月　××　日
住址/电话：　××市××区××路××小区××栋××房/12345678

Rp

　1. 头孢羟氨苄片　　0.5g×6
　　　　　　　　　　Sig.　0.5g bid
　2. 头孢克肟分散片　50mg×6
　　　　　　　　　　Sig.　50mg bid

医　　师：　×××　　药品金额：_____
审核药师：_____　调配药师/士：_____　核对、发药药师：_____

_____处方笺

费别：　□公费　☑自费
　　　　□医保　□其他　　医疗证/医保卡号：　　　　处方编号：208

姓名：　×××　　　　性别：□男　☑女　年龄：　46　岁
门诊/住院病历号：××××××　　科别（病区/床位号）：　　内科
临床诊断：支气管哮喘伴轻度呼吸抑制　开具日期：　××　年　××　月　××　日
住址/电话：　××市××区××路××小区××栋××房/12345678

Rp

　1. 5%葡萄糖注射液　500ml　　iv drop
　　氨茶碱注射液　0.25　　　qd
　　洛贝林注射液 6mg

医　　师：　×××　　药品金额：_____
审核药师：_____　调配药师/士：_____　核对、发药药师：_____

处方笺

费别： □公费　☑自费　□医保　□其他　　医疗证/医保卡号：　　　处方编号：209

姓名：×××　　　性别：□男 ☑女　年龄：29 岁
门诊/住院病历号：××××××　科别（病区/床位号）：内科
临床诊断：泌尿道感染　　开具日期：×× 年 ×× 月 ×× 日
住址/电话：××市××区××路××小区××栋××房/12345678

Rp

1. 0.9%氯化钠注射液　250ml
   注射用甲磺酸培氟沙星　0.4g　／　iv drop（慢!）

医　师：×××　　药品金额：＿＿＿＿
审核药师：＿＿＿＿　调配药师/士：＿＿＿＿　核对、发药药师：＿＿＿＿

处方笺

费别： □公费　☑自费　□医保　□其他　　医疗证/医保卡号：　　　处方编号：210

姓名：×××　　　性别：☑男 □女　年龄：22 岁
门诊/住院病历号：××××××　科别（病区/床位号）：内科
临床诊断：慢性乙型病毒性肝炎　开具日期：×× 年 ×× 月 ×× 日
住址/电话：××市××区××路××小区××栋××房/12345678

Rp

1. 0.9%氯化钠注射液　250ml
   注射用头孢曲松钠　4g　／　iv drop

医　师：×××　　药品金额：＿＿＿＿
审核药师：＿＿＿＿　调配药师/士：＿＿＿＿　核对、发药药师：＿＿＿＿

_____处方笺

费别：	□公费　☑自费		
	□医保　□其他	医疗证/医保卡号：	处方编号：211

姓名：　×××　　　　　　　　　性别：□男　☑女　　年龄：　29　岁

门诊/住院病历号：×××××× 　　　科别（病区/床位号）：　妇产科　

临床诊断：剖宫产后（未停止哺乳）　　开具日期：　××　年　××　月　××　日

住址/电话：　××市××区××路××小区××栋××房/12345678　

Rp

1. 替硝唑葡萄糖注射液　0.4g/200ml　iv drop　bid

医　　师：　×××　　药品金额：_____

审核药师：_____　调配药师/士：_____　核对、发药药师：_____

儿　科

_____处方笺

费别：	□公费　☑自费		
	□医保　□其他	医疗证/医保卡号：	处方编号：212

姓名：　×××　　性别：☑男　□女　年龄：　5　岁___月___日　体重　20　千克

门诊/住院病历号：_____　科别（病区/床位号）：　儿科　

临床诊断：　上呼吸道感染　　开具日期：　××　年　××　月　××　日

住址/电话：　××市××区××路××小区××栋××房/12345678　

Rp

1. 鼻舒适片　　　　18 片
   Sig.　2 片 tid
2. 酮替芬片　　　　1mg×6
   Sig.　1mg bid
3. 盐酸氨溴索口服液　100ml×1 瓶
   Sig.　5ml bid

医　　师：　×××　　药品金额：_____

审核药师：_____　调配药师/士：_____　核对、发药药师：_____

实训项目三　调配处方、核对处方与发药

【工作任务】▶▶▶

严谨、规范地调配处方，在对处方进行核对后发药，同时向患者或其家属进行相应的用药交待与指导，包括每种药品的用法、用量、注意事项等。

【实训目的】▶▶▶

培养学生规范调配处方、核对处方与发药的能力，以防范差错，保证患者的权益和用药安全。

【操作程序】▶▶▶

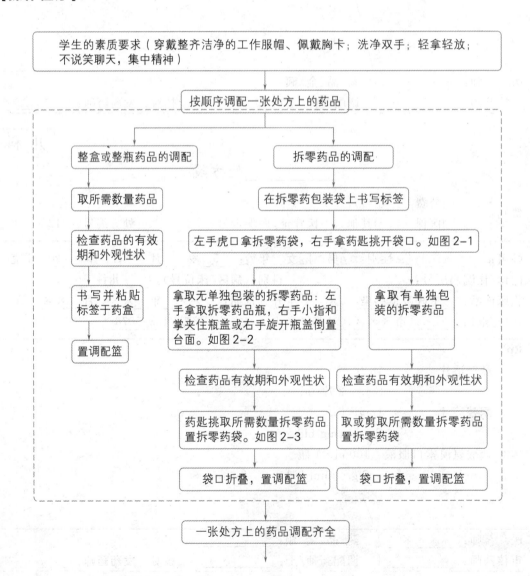

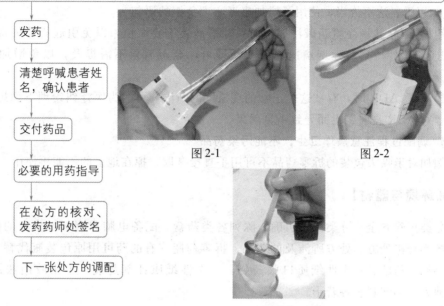

在处方的调配药师（士）处签名

核对（四查十对：查处方，对科别、姓名、年龄；查药品，逐个核对处方与调配的药品名称、剂型、规格、数量、用法、用量是否一致，逐个检查药品的外观性状和有效期；查配伍禁忌；查用药合理性，对临床诊断）

发药

清楚呼喊患者姓名，确认患者

交付药品

必要的用药指导

在处方的核对、发药药师处签名

下一张处方的调配

图 2-1　　　　　　　　图 2-2

图 2-3

【注意事项】▷▷▷

1. 标签上用通俗的语言写明用法

如"每日 3 次，每次 2 片"，不应写成"每日 2～3 次，每次 25mg"。标签内容至少包括药品名称、用法用量。有特殊服用注意事项或贮存要求的也需注明（如空腹服、振摇混匀后服、服药后不宜驾驶机动车船、冷处保存等）。

2. 用药指导

指根据用药对象（包括性别、年龄、生理、病理），使用通俗易懂的语言，指导患者做有利康复、保证药效、尽可能预防或减少药品不良反应的用药行为。

（1）用药指导的内容　如药品的最佳服用时间、特殊剂型的正确使用、饮食禁忌、可能出现的药品不良反应（ADR）、其他注意事项等。

例如：发热病人使用解热镇痛药时，需交代：一般服药后应避风，在服药后 15～20min 出汗，此时不要到风口，以免因再度感受邪气而加重病情。

（2）用药指导的禁忌

① 照搬说明书。

② 使用专业语言，未通俗易懂表达。

③ 不看用药对象指导。

例如：用药者为男性，因药品说明书注明孕妇禁用，指导时也说孕妇禁用。

④ 未经专业思维分析后进行综合指导，每种药分别指导。

例如：某高血压患者处方为卡托普利片和盐酸氢氯噻嗪片，指导卡托普利片时说会导致高血钾，指导盐酸氢氯噻嗪片时说会导致低血钾，令患者无所适从，不知自己血钾到底是高还是低。

⑤ 不看用药时间长短指导。有的药长期或大剂量使用才会导致 ADR，指导时提及该 ADR，但实际用药是常用剂量短期用，因此不需提及该 ADR。

⑥ 用语表达不恰当，使用了增加患者心理负担的语句。

例如："静脉滴注氨茶碱注射液时，注意滴速不要太快，以免引起心律失常、血压下降、甚至猝死"。只要强调滴速不要太快即可，至于后果不需提及，以免增加患者心理负担。

⑦ 宣教 ADR 时，有"这是正常的现象"的断语，可能为医疗纠纷埋下隐患，也可能使患者对 ADR 丧失警惕而导致不良后果。

3. 调配过程注意操作卫生，不能污染药品

例如对于除去包装的拆零药品不可用手直接拿取，掉在地上的不能再使用。

【实训环境与器材】 ▶▶▶

分类正确齐全、分类标识明确、陈列各类药盒、配备电脑和调剂操作台的模拟药房。准备各类合格处方、处方所涉及的药品、拆零药瓶（有的药可用原包装瓶代替）、调配用塑料小篮、药匙、一次性纸质口服药袋、一次性纸质针剂药袋、不干胶用法用量标签、笔、剪刀、小塑料袋各若干。

【实训组织】 ▶▶▶

1. 布置实训任务

2. 教师示教

（1）拆零药品的调配

① 无单独包装的拆零药的调配。

② 有单独包装的拆零药的调配。

（2）整盒或整瓶药品的调配。

（3）注射剂的调配。

3. 学生实训

采用角色扮演法。学生分组（2人/组，一人扮药师，另一人扮患者兼考评员）。分发处方给各组的药师，按规范调配处方、核对处方与发药。换处方交换角色再实训。

4. 学生点评

学生发言指出任考评员时发现操作中存在的问题。

5. 教师点评

【实训考核与评分】 ▶▶▶

考核方式：学生互考互评。学生从所提供合格处方中随机抽取 1 个处方，在规定时间内调配处方、核对处方与发药。按"调配处方、核对处方与发药"技能考核评分表评分，见表 2-4。时间到即停止操作，未完成的操作不得分。

表 2-4　"调配处方、核对处方与发药"技能考核评分表

项目分类	操作要点	分 值	扣 分	得 分	备 注
调配	调配按顺序	5分			
	检查药品的有效期和外观性状	5分			
	未取错药	5分			
	未漏药	5分			
	数量正确	5分			
	操作规范卫生	8分			
	在处方的调配药师(士)处及时签名	2分			
包装贴标签	标签内容完整、标示正确	10分			
	未遗漏标签	5分			
核对	查处方,对科别、姓名、年龄	2分			
	查药品,对药名、规格、数量、用法用量、标签,药品性状	9分			
	查配伍禁忌	2分			
	查用药合理性,对临床诊断	2分			
发药	确认患者	5分			
	语言清晰	3分			
	指导内容正确、基本完善:用法、用量、服药时间、饮食禁忌、注意事项等	15分			
	在处方的核对、发药药师(士)处及时签名	2分			
职业素养	有工作责任心,调配过程台面整洁有序,拆零药品及时正确归位,对患者有礼貌、热心、耐心,能与他人进行良好协作沟通,具有保证用药安全有效的职业意识	10分			
合　计		100分			

【想想做做】▶▶▶

　　按规范调配核对下列处方并发药,同时进行用药指导。

儿 科

_____处方笺

费别:　□公费　☑自费
　　　　□医保　□其他　医疗证/医保卡号:　　　　处方编号:301

姓名:　×××　性别:☑男　□女　年龄　6　岁　　月　　日　体重　20　千克
门诊/住院病历号:×××××　科别(病区/床位号):　儿科
临床诊断:　化脓性扁桃体炎　开具日期:　×× 年 ×× 月 ×× 日
住址/电话:　××市××区××路××小区××栋××房/12345678

Rp

1. 5％葡萄糖注射液　　100ml
   注射用头孢唑肟钠　　1.0 g　　／　×1
   醋酸地塞米松注射液　4mg
   　　　　　Sig.　iv drop　qd
2. 5％葡萄糖注射液　　　100ml×1袋
   　　　　　Sig.　冲管用
3. 5％葡萄糖注射液　250ml　　／　×1
   热毒宁注射液　7ml
   　　　　　Sig.　iv drop　qd

医　　　师：　×××　　　药 品 金 额：　×××
审核药师：　×××　　　调配药师/士：_____　　核对、发药药师：_____

儿 科

_____处方笺

费别：　□公费　　☑自费
　　　　□医保　　□其他　　医疗证/医保卡号：　　　　处方编号：302

姓名：　×××　　性别：□男　☑女　年龄：　10　岁　　6　月　日　体重　40　千克
门诊/住院病历号：×××××　　科别（病区/床位号）：　　儿科
临床诊断：急性咽炎、急性胃炎　　开具日期：　××　年　××　月　××　日
住址/电话：　××市××区××路××小区××栋××房/12345678

Rp

1. 头孢克肟片　　　　0.1g×4 片
   　　　　Sig.　0.1g bid
2. 口服酪酸梭菌活菌片　0.35g×12 片
   　　　　Sig.　0.35g tid（与头孢克肟片相隔 2h）
3. 磷酸铝凝胶　　　　20g×2 包
   　　　　Sig.　10g bid

医　　　师：　×××　　　药 品 金 额：　×××
审核药师：　×××　　　调配药师/士：_____　　核对、发药药师：_____

_____处方笺

费别：	□公费　　☑自费		
	□医保　　□其他	医疗证/医保卡号：	处方编号：303

姓名：＿＿×××＿＿　　　　性别：□男　☑女　年龄：＿69＿岁

门诊/住院病历号：×××××× 　　科别（病区/床位号）：＿外科门诊＿

临床诊断：＿甲状腺小结节＿　　　开具日期：＿××＿年＿××＿月＿×××＿日

住址/电话：＿×××市××区××路××小区××栋××房/12345678＿

Rp

1. 甲状腺片　40mg×100 片
   Sig.　40mg po bid （病情需要×××医师）

医　　师：＿×××＿　药品金额：＿×××＿

审核药师：＿×××＿　调配药师/士：＿＿＿＿＿　核对、发药药师：＿＿＿＿

儿 科

_____处方笺

费别：	□公费　　☑自费		
	□医保　　□其他	医疗证/医保卡号：	处方编号：304

姓名：＿×××＿　性别：□男　☑女　年龄：＿2＿岁＿＿月＿＿日　体重＿10＿千克

门诊/住院病历号：×××××× 　　科别（病区/床位号）：＿儿科＿

临床诊断：＿急性支气管炎＿　　　开具日期：＿××＿年＿××＿月＿××＿日

住址/电话：＿×××市××区××路××小区××栋××房/12345678＿

Rp

1. 10％葡萄糖注射液　100ml
   注射用头孢唑肟钠　0.5g　　／　×2
   醋酸地塞米松注射液　2mg
   　　Sig.　iv drop qd
2. 10％葡萄糖注射液　100ml
   阿昔洛韦注射液　50mg　／　×2
   　　Sig.　iv drop qd

医　　师：＿×××＿　药品金额：＿×××＿

审核药师：＿×××＿　调配药师/士：＿＿＿＿＿　核对、发药药师：＿＿＿＿

_____处方笺

费别：	□公费　　☑自费		
	□医保　　□其他	医疗证/医保卡号：	处方编号：305

姓名：　×××　　　　　　　　　性别：□男　☑女　年龄：　43　岁

门诊/住院病历号：×××××× 　　　科别（病区/床位号）：　妇科

临床诊断：阴道流血查因、子宫内膜炎　开具日期：　××　年　××　月　××　日

住址/电话：　××市××区××路××小区××栋××房/12345678

Rp

1. 头孢克洛缓释片　　　0.375g×12 片
　　　　　　　　　　Sig.　0.375g po bid
2. 产妇安颗粒　　　　　0.35g×24 片
　　　　　　　　　　Sig.　3 片 po bid
　　　　　　　　　　　　／

医　　师：　×××　　药 品 金 额：　×××

审核药师：　×××　　调配药师/士：　_____　　核对、发药药师：_____

儿 科

_____处方笺

费别：	□公费　　☑自费		
	□医保　　□其他	医疗证/医保卡号：	处方编号：306

姓名：　×××　　性别：□男　☑女　年龄：　2　岁　3　月　　日 体重 12 千克

门诊/住院病历号：×××××× 　　　科别（病区/床位号）：　儿科

临床诊断：　支气管炎　　　开具日期：　××　年　××　月　××　日

住址/电话：　××市××区××路××小区××栋××房/12345678

Rp

1. 5%葡萄糖注射液　100ml
　　注射用阿奇霉素　0.1g　　／　×1
　　　　　　　　Sig.　iv drop qd
2. 复方锌布颗粒　2包
　　　　　　　Sig.　1/3 包 tid
3. 氨溴特罗口服液　100ml×1 瓶
　　　　　　　Sig.　5ml bid
　　　　　　　　　／

医　　师：　×××　　药 品 金 额：　×××

审核药师：　×××　　调配药师/士：　_____　　核对、发药药师：_____

＿＿＿＿＿处方笺

费别： □公费　☑自费
　　　　□医保　□其他　　医疗证/医保卡号：＿＿＿＿＿　处方编号：307

姓名：＿＿×××＿＿　　　　　　性别：□男 ☑女　年龄：＿41＿岁
门诊/住院病历号：×××××× 　科别（病区/床位号）：＿外科门诊＿
临床诊断：＿尿路感染＿　　　　开具日期：＿××＿年＿××＿月＿××＿日
住址/电话：＿××市××区××路××小区××栋××房/12345678＿

Rp

1. 宁泌泰胶囊　　0.38g×36粒/盒×2盒
　　　　　　　Sig.　4粒 po tid
2. 泌感颗粒　　12g×18袋
　　　　　　　Sig.　12g po tid

医　　师：＿×××＿　药品金额：＿×××＿
审核药师：＿×××＿　调配药师/士：＿＿＿＿　核对、发药药师：＿＿＿＿

儿科

＿＿＿＿＿处方笺

费别： □公费　☑自费
　　　　□医保　□其他　　医疗证/医保卡号：＿＿＿＿＿　处方编号：308

姓名：＿×××＿　性别：☑男 □女　年龄：＿6＿岁＿＿月＿＿日 体重＿20＿千克
门诊/住院病历号：×××××× 　科别（病区/床位号）：＿儿科＿
临床诊断：＿支气管炎＿　　　　开具日期：＿××＿年＿××＿月＿××＿日
住址/电话：＿××市××区××路××小区××栋××房/12345678＿

Rp

1. 乙酰麦迪霉素片　　0.1g×12片
　　　　　　　Sig.　0.2g tid
2. 酮替芬片　　1mg×4片
　　　　　　　Sig.　1mg bid
3. 泼尼松片　　5mg×4片
　　　　　　　Sig.　5mg bid

医　　师：＿×××＿　药品金额：＿×××＿
审核药师：＿×××＿　调配药师/士：＿＿＿＿　核对、发药药师：＿＿＿＿

_____处方笺

费别：	□公费　　☑自费		
	□医保　　□其他	医疗证/医保卡号：＿＿＿＿	处方编号：309

姓　名：＿＿×××＿＿　　　　　性别：□男 ☑女　年龄：＿56＿岁

门诊/住院病历号：×××××× 　　科别（病区/床位号）：＿中医科＿

临床诊断：＿失眠、胃炎＿　　　开具日期：＿××＿年＿××＿月＿××＿日

住址/电话：＿××市××区××路××小区××栋××房/12345678＿

Rp

　1. 七叶神安分散片　　0.28g×12 片/盒×3 盒
　　　Sig.　2 片 po tid
　2. 枫蓼肠胃康胶囊　　0.37g×36 粒
　　　Sig.　2 粒 po tid

　　　　　　　　　　／

医　　师：＿×××＿	药 品 金 额：＿×××＿	
审核药师：＿×××＿	调配药师/士：＿＿＿	核对、发药药师：＿＿＿

急 诊

_____处方笺

费别：	□公费　　☑自费		
	□医保　　□其他	医疗证/医保卡号：＿＿＿＿	处方编号：310

姓　名：＿×××＿　　　　　　性别：□男 ☑女　年龄：＿33＿岁

门诊/住院病历号：×××××× 　　科别（病区/床位号）：＿急诊科＿

临床诊断：＿＿肺炎＿＿　　　　开具日期：＿××＿年＿××＿月＿××＿日

住址/电话：＿××市××区××路××小区××栋××房/12345678＿

Rp

　1. 左氧氟沙星分散片　　0.1g×8 片
　　　Sig.　0.2g bid
　2. 复方甲氧那明胶囊　　12 粒
　　　Sig.　2 粒 tid
　3. 肺力咳合剂　　　　　100ml×1 瓶
　　　Sig.　20ml tid

　　　　　　　　　　／

医　　师：＿×××＿	药 品 金 额：＿×××＿	
审核药师：＿×××＿	调配药师/士：＿＿＿	核对、发药药师：＿＿＿

_____处方笺

费别：	☐公费 ☑自费		
	☐医保 ☐其他	医疗证/医保卡号：	处方编号：311

姓名：___×××___　　　　性别：☑男 ☐女　　年龄：___29___岁

门诊/住院病历号：×××××　　科别（病区/床位号）：___口腔科___

临床诊断：___牙拔除术后___　　开具日期：___××___年___××___月___××___日

住址/电话：___××市××区××路××小区××栋××房/12345678___

Rp

1. 注射用头孢噻吩钠　1.5g
   0.9%氯化钠注射液　250ml ╱ ×1
   地塞米松磷酸钠注射液　10mg
   　　　　　Sig.　iv drop qd
2. 甲硝唑注射液　　100ml×1 瓶
   　　　　Sig.　iv drop qd
   ╱

医　　师：___×××___　　药 品 金 额：___×××___

审核药师：___×××___　　调配药师/士：_____　　核对、发药药师：_____

_____处方笺

费别：	☐公费 ☑自费		
	☐医保 ☐其他	医疗证/医保卡号：	处方编号：312

姓名：___×××___　　　　性别：☐男 ☑女　　年龄：___67___岁

门诊/住院病历号：×××××　　科别（病区/床位号）：___外科___

临床诊断：___右足钉刺伤感染___　　开具日期：___××___年___××___月___××___日

住址/电话：___××市××区××路××小区××栋××房/12345678___

Rp

1. 0.9%氯化钠注射液　250ml ╱ ×1
   注射用头孢唑肟钠　1.5g
   　　　　Sig.　iv drop qd
2. 0.9%氯化钠注射液　250ml ╱ ×1
   注射用七叶皂苷钠　10mg×2 支
   　　　　Sig.　iv drop qd
   ╱

医　　师：___×××___　　药 品 金 额：___×××___

审核药师：___×××___　　调配药师/士：_____　　核对、发药药师：_____

处方笺

费别：	☐公费	☑自费		
	☐医保	☐其他	医疗证/医保卡号：	处方编号：313

姓名： ×××　　　　性别：☐男 ☑女　年龄： 40 岁

门诊/住院病历号：××××××　　科别（病区/床位号）： 外科门诊

临床诊断： 颈肌劳损　　　开具日期： ×× 年 ×× 月 ×× 日

住址/电话： ××市××区××路××小区××栋××房/12345678

Rp

    1. 草木犀流浸液片　　0.4g×54 片

        Sig.　1.2 g po tid

    2. 金天格胶囊　　　0.4g×54 片

        Sig.　1.2 g po tid

    3. 塞来昔布胶囊　　200mg×8 粒

        Sig.　200mg po bid

医　　师： ×××	药 品 金 额： ×××	
审核药师： ×××	调配药师/士：＿＿＿	核对、发药药师：＿＿＿

处方笺

费别：	☐公费	☑自费		
	☐医保	☐其他	医疗证/医保卡号：	处方编号：314

姓名： ×××　　　　性别：☐男 ☑女　年龄： 58 岁

门诊/住院病历号：××××××　　科别（病区/床位号）： 内科门诊

临床诊断： 脑梗死　　　开具日期： ×× 年 ×× 月 ×× 日

住址/电话： ××市××区××路××小区××栋××房/12345678

Rp

    1. 0.9%氯化钠注射液　250ml

       注射用血栓通　0.3g　　　×1

        Sig.　iv drop qd

    2. 参芎葡萄糖注射液　100ml×1 瓶

        Sig.　iv drop qd

医　　师： ×××	药 品 金 额： ×××	
审核药师： ×××	调配药师/士：＿＿＿	核对、发药药师：＿＿＿

_____处方笺

费别：	□公费	☑自费			
	□医保	□其他	医疗证/医保卡号：		处方编号：315

姓名：＿＿＿×××＿＿＿　　　性别：☑男　□女　年龄：＿69＿岁

门诊/住院病历号：＿×××××＿　科别（病区/床位号）：＿内科门诊＿

临床诊断：＿高血压＿　　　开具日期：＿××＿年＿××＿月＿××＿日

住址/电话：＿××市××区××路××小区××栋××房/12345678＿

Rp

1. 阿司匹林肠溶片　　　100mg×30 片

　　　　　　　　　　Sig.　100mg qd

2. 美托洛尔片　　　　　25mg×60 片

　　　　　　　　　　Sig.　25mg bid

3. 厄贝沙坦胶囊　　　　150mg×30 粒

　　　　　　　　　　Sig.　150mg qd

病情需要长期服药。

医　　师：＿×××＿　药 品 金 额：＿×××＿

审核药师：＿×××＿　调配药师/士：＿＿＿＿　核对、发药药师：＿＿＿＿

_____处方笺

费别：	□公费	☑自费			
	□医保	□其他	医疗证/医保卡号：		处方编号：316

姓名：＿＿＿×××＿＿＿　　　性别：□男　☑女　年龄：＿76＿岁

门诊/住院病历号：＿×××××＿　科别（病区/床位号）：＿内科门诊＿

临床诊断：＿1. 脑梗死　2. 高血压＿　开具日期：＿××＿年＿××＿月＿××＿日

住址/电话：＿××市××区××路××小区××栋××房/12345678＿

Rp

1. 阿司匹林肠溶片　　　100mg×30 片

　　　　　　　　　　Sig.　100mg qd

2. 甲磺酸氨氯地平片　　5mg×30 片

　　　　　　　　　　Sig.　5mg qd

病情需要长期服药。

医　　师：＿×××＿　药 品 金 额：＿×××＿

审核药师：＿×××＿　调配药师/士：＿＿＿＿　核对、发药药师：＿＿＿＿

实训项目四　处方调配综合实训

【工作任务】▶▶▶

正确快速按处方调配流程及各流程操作，规范完成处方调配。

【实训目的】▶▶▶

培养学生处方调配的职业能力，提高学生处方调配的准确性与效率，以利于学生养成良好的职业操作习惯。同时培养了学生以患者和消费者为中心、保证用药安全有效的职业道德素养。

【操作程序】▶▶▶

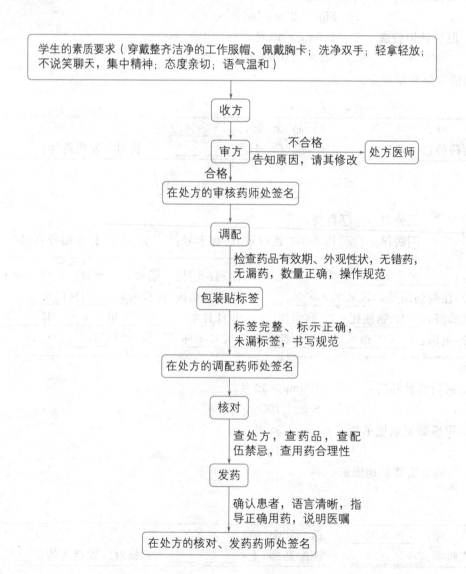

【实训环境与器材】 ▶▶▶

　　分类正确齐全、分类标识明确、陈列各类药盒、配备电脑和调剂操作台的模拟药房。配备《新编药物学》、《临床用药须知》等工具书。准备各类合格和不合格的处方、处方所涉及的药品、拆零药瓶（有的药可用原包装瓶代替）、调配用塑料小篮、药匙、一次性纸质口服药袋、一次性纸质针剂药袋、不干胶用法用量标签、笔、剪刀、小塑料袋各若干。

【实训组织】 ▶▶▶

　　（1）角色扮演法　学生分组（4人/组），确定前台药师、后台药师、医生、患者角色。
　　（2）分发处方给各组的患者。
　　（3）采用二人调配作业法，前台药师负责收方、核对、发药和用药指导，后台药师负责调配，审方在实际工作中由前台药师审，因审方技能要求较高，故实训中前台药师和后台药师共同审方，以互相讨论学习从而提高审方正确率。药师发药并进行用药指导后，患者一方应尽可能地提出药物咨询问题。
　　（4）药师和患者、医生交换角色，换处方再实训。
　　（5）教师点评。

【实训考核与评分】 ▶▶▶

　　学生以组为单位，药师从所提供处方中随机抽取一个处方，采用二人调配作业法，按处方调配操作规程在规定时间内进行处方调配。按"处方调配综合实训"技能考核评分表评分，见表2-5。时间到即停止操作，未完成的操作不得分。药师和患者、医生交换角色，换处方再考核。

表2-5　"处方调配综合实训"技能考核评分表

项目分类	操作要点	分　值	扣　分	得　分	备　注
收方	是否规范	5分			
审方	合格处方审核结论正确得全分,否则不得分	20分			
	①不合格的处方审核结论正确得5分 ②能说出不合格理由的得10分(不合格理由漏项按比例扣分) ③能说出对不合格处方的处理措施的得5分				
	在处方的审核药师处及时签名	1分			
调配	调配按顺序	2分			
	检查药品的有效期和外观性状	3分			
	未取错药	5分			
	未漏药	5分			
	数量正确	5分			
	操作规范卫生	5分			
	在处方的调配药师(士)处及时签名	1分			
包装贴标签	标签内容完整、标示正确	5分			
	未遗漏标签	2分			
核对	查处方,对科别、姓名、年龄	2分			
	查药品,对药名、规格、数量、用法用量、标签,药品性状	9分			
	查配伍禁忌	2分			
	查用药合理性,对临床诊断	2分			

续表

项目分类	操作要点	分 值	扣 分	得 分	备 注
发药	确认患者	3分			
	语言清晰	2分			
	用药指导内容正确、基本完善:用法、用量、服药时间、饮食禁忌、注意事项等	10分			
	在处方的核对、发药药师处及时签名	1分			
职业素养	有工作责任心,调配过程台面整洁有序,拆零药品及时正确归位,对患者有礼貌、热心、耐心,能与他人进行良好的协作沟通,具有保证用药安全有效的职业意识	10分			
	合　计	100分			

【想想做做】 ▶▶▶

　　按处方调配流程进行处方调配。收方后,审核下列处方是否合格。若不合格,说明原因并向医生建议处方完善更改方案。不合格的处方修改合格后按规范正确调配、核对、发药,同时进行用药指导。

＿＿＿＿＿处 方 笺

费别:　□公费　☑自费
　　　　□医保　□其他　　医疗证/医保卡号:＿＿＿　　处方编号:401

姓名:＿×××＿　　　　　性别:☑男　□女　年龄:＿54＿岁
门诊/住院病历号:×××××× 　　科别(病区/床位号):＿内科＿
临床诊断:＿肝硬化＿　　　　 开具日期:＿××＿年＿××＿月＿××＿日
住址/电话:＿×××市××区××路××小区××栋××房/12345678＿

Rp

1. 联苯双酯滴丸　　1.5mg×60
　　　　　　　　　　Sig.　15mg tid po
2. 肌苷片　　　　　0.2g×12
　　　　　　　　　　Sig.　0.4g tid po
3. 维生素 C 片　　 0.1g×12
　　　　　　　　　　Sig.　0.2g tid po
4. 葡醛内酯片　　　0.1g×12
　　　　　　　　　　Sig.　0.2g tid po

医　　师:＿×××＿　　药品金额:＿×××＿
审核药师:＿＿＿＿　　调配药师/士:＿＿＿＿　　核对、发药药师:＿＿＿＿

＿＿＿＿＿＿＿处方笺

费别：	□公费　☑自费		
	□医保　□其他　医疗证/医保卡号：　　　　处方编号：402		

姓名：　　×××　　　　　　　　性别：☑男　□女　年龄：　50　岁
门诊/住院病历号：××××××　　科别（病区/床位号）：　内科
临床诊断：　肺炎　　　　　　　开具日期：　××　年　××　月　××　日
住址/电话：　××市××区××路××小区××栋××房/12345678

Rp

1. 10％葡萄糖注射液　250ml
　　注射用青霉素钠　160万U×2　　／　　×2
　　氯霉素注射液　0.25g×4
　　　　　Sig.　iv drop qd

医　　师：　×××　　药品金额：　×××
审核药师：＿＿＿＿＿　调配药师/士：＿＿＿＿＿　核对、发药药师：＿＿＿＿

＿＿＿＿＿＿＿处方笺

费别：	□公费　☑自费		
	□医保　□其他　医疗证/医保卡号：　　　　处方编号：403		

姓名：　　×××　　　　　　　　性别：□男　☑女　年龄：　30　岁
门诊/住院病历号：××××××　　科别（病区/床位号）：　内科
临床诊断：　肺结核（同时避孕）　　开具日期：　××　年　××　月　××　日
住址/电话：　××市××区××路××小区××栋××房/12345678

Rp

1. 异烟肼片　　　　0.1g×21
　　Sig.　0.3g qd po（早晨空腹服）
2. 利福平胶囊　　　0.15g×21
　　Sig.　0.45g qd po（早晨空腹服）
3. 复方炔诺酮片　　7片
　　Sig.　1片　qd po

医　　师：　×××　　药品金额：　×××
审核药师：＿＿＿＿＿　调配药师/士：＿＿＿＿＿　核对、发药药师：＿＿＿＿

处方笺

费别：	☐公费　☑自费		
	☐医保　☐其他　医疗证/医保卡号：　　　处方编号：404		

姓名：＿＿×××＿＿　　　　性别：☑男 ☐女　年龄：＿64＿岁
门诊/住院病历号：×××××× 　　科别（病区/床位号）：＿内科＿
临床诊断：＿支气管哮喘＿　　开具日期：＿××＿年＿××＿月＿××＿日
住址/电话：＿××市××区××路××小区××栋××房/12345678＿

Rp

1. 5％葡萄糖注射液　500ml
　　氨茶碱注射液　0.25g　　／　　×2
　　维生素C注射液　0.5g
　　　　　　Sig.　iv drop bid（慢滴）

医　　师：＿×××＿　药 品 金 额：＿×××＿
审核药师：＿＿＿＿＿　调配药师/士：＿＿＿＿＿　核对、发药药师：＿＿＿＿＿

处方笺

费别：	☐公费　☐自费		
	☑医保　☐其他　医疗证/医保卡号：××××××　处方编号：405		

姓名：＿×××＿　　　　性别：☐男 ☑女　年龄：＿50＿岁
门诊/住院病历号：＿××＿　　科别（病区/床位号）：＿内科＿
临床诊断：窦性心动过速偶心绞痛兼消化性溃疡　开具日期：＿××＿年××月××日
住址/电话：＿××市××区××路××小区××栋××房/12345678＿

Rp

1. 西咪替丁片　　0.2g×15
　　　　　　Sig　0.2g tid
2. 普萘洛尔片　　10mg×30
　　　　　　Sig.　20mg tid

医　　师：＿×××＿　药 品 金 额：＿×××＿
审核药师：＿＿＿＿＿　调配药师/士：＿＿＿＿＿　核对、发药药师：＿＿＿＿＿

_____处方笺

费别：	□公费 ☑自费		
	□医保 □其他	医疗证/医保卡号：	处方编号：406

姓名：　×××　　　　　　　　性别：☑男 □女　年龄：　50　岁

门诊/住院病历号：××××××　　科别（病区/床位号）：　内科

临床诊断：　肺炎　　　　　　开具日期：　××　年　××　月　××　日

住址/电话：　××市××区××路××小区××栋××房/12345678

Rp

1. 10％葡萄糖注射液　250ml
   注射用青霉素钠　160万U×2　／　×2
   维生素C注射液　0.5g
   　　　　Sig.　iv drop qd

医　　师：　×××　　药品金额：　×××

审核药师：_____　调配药师/士：_____　核对、发药药师：_____

_____处方笺

费别：	□公费 ☑自费		
	□医保 □其他	医疗证/医保卡号：	处方编号：407

姓名：　×××　　　　　　　　性别：□男 □女　年龄：　34　岁

门诊/住院病历号：　××　　　科别（病区/床位号）：　内科

临床诊断：　反流性食管炎　　开具日期：　××　年　××　月　××　日

住址/电话：　　　　　　　　本市

Rp

1. 多潘立酮片　　10mg×30
   　Sig.　10mg tid po（饭前15～30min）
2. 雷尼替丁胶囊　150mg×20
   　Sig.　150mg bid po（早、晚饭时服）
3. 消旋山莨菪碱片　5mg×12
   　Sig.　5mg tid

医　　师：　×××　　药品金额：　×××

审核药师：_____　调配药师/士：_____　核对、发药药师：_____

_____处方笺

费别：	☐公费 ☑自费		
	☐医保 ☐其他	医疗证/医保卡号：	处方编号：408

姓名：___×××___ 性别：☐男 ☑女 年龄：__33__岁

门诊/住院病历号：__××__ 科别（病区/床位号）：__内科__

临床诊断：__泌尿道感染__ 开具日期：__××__年__××__月__××__日

住址/电话：__××市××区××路××小区××栋××房/12345678__

Rp

  1. 诺氟沙星胶囊　　　0.1g×12

                    Sig.　0.2g tid

  2. 碳酸氢钠片　　　　0.5g×12

                    Sig.　1.0g bid po

医　　师：___×××___ 药品金额：___×××___

审核药师：_____ 调配药师/士：_____ 核对、发药药师：_____

_____处方笺

费别：	☐公费 ☐自费		
	☑医保 ☐其他	医疗证/医保卡号：××××××	处方编号：409

姓名：___×××___ 性别：☐男 ☐女 年龄：__33__岁

门诊/住院病历号：××××××　科别（病区/床位号）：__内科__

临床诊断：__高血压__ 开具日期：__××__年__××__月__××__日

住址/电话：__××市××区××路××小区××栋××房/12345678__

Rp

1. 卡托普利片　　25mg×14

            Sig.　25mg bid

2. 螺内酯片　　　20mg×14

            Sig.　20mg bid

医　　师：___×××___ 药品金额：___×××___

审核药师：_____ 调配药师/士：_____ 核对、发药药师：_____

_____处方笺

费别：　☐公费　☑自费
　　　　☐医保　☐其他　医疗证/医保卡号：　　　　处方编号：410

姓名：　×××　　　　　性别：☐男 ☑女　年龄：　31　岁
门诊/住院病历号：××××××　　科别（病区/床位号）：外科
临床诊断：结肠炎　　　　开具日期：　××　年　××　月　××　日
住址/电话：××市××区××路××小区××栋××房/12345678

Rp

1. 酪酸梭菌、双歧杆菌二联活菌胶囊　　0.42g×12
　　　　　　　　　　　　　　　　　Sig.　0.84g tid
2. 盐酸小檗碱片　　　　　　　　　0.1g×12
　　　　　　　　　　　　　　　　　Sig.　0.2g tid
3. 诺氟沙星胶囊　　　　　　　　　0.1g×12
　　　　　　　　　　　　　　　　　Sig.　0.2g tid

医　　师：×××　　药品金额：×××
审核药师：_____　调配药师/士：_____　核对、发药药师：_____

实训项目五　中药处方调配综合实训

【工作任务】▶▶▶

正确、准确按中药处方调配操作规程规范完成中药处方调配。

【实训目的】▶▶▶

培养学生的中药处方调配的职业能力，提高学生中药处方调配的准确性与效率，以利于学生养成良好的职业操作习惯。同时培养了学生以患者和消费者为中心、保证用药安全有效的职业道德素养。

【操作程序】 ▶▶▶

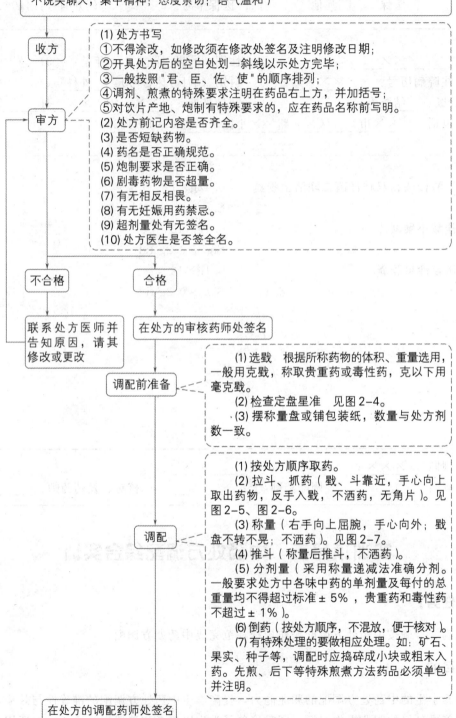

学生的素质要求（穿戴整齐洁净的工作服帽、佩戴胸卡；洗净双手；轻拿轻放；不说笑聊天，集中精神；态度亲切；语气温和）

收方

审方

(1) 处方书写
①不得涂改，如修改须在修改处签名及注明修改日期；
②开具处方后的空白处划一斜线以示处方完毕；
③一般按照"君、臣、佐、使"的顺序排列；
④调剂、煎煮的特殊要求注明在药品右上方，并加括号；
⑤对饮片产地、炮制有特殊要求的，应在药品名称前写明。
(2) 处方前记内容是否齐全。
(3) 是否短缺药物。
(4) 药名是否正确规范。
(5) 炮制要求是否正确。
(6) 剧毒药物是否超量。
(7) 有无相反相畏。
(8) 有无妊娠用药禁忌。
(9) 超剂量处有无签名。
(10) 处方医生是否签全名。

不合格　　　合格

联系处方医师并告知原因，请其修改或更改

在处方的审核药师处签名

调配前准备

　(1) 选戥　根据所称药物的体积、重量选用，一般用克戥，称取贵重药或毒性药，克以下用毫克戥。
　(2) 检查定盘星准　见图2-4。
　(3) 摆称量盘或铺包装纸，数量与处方剂数一致。

调配

　(1) 按处方顺序取药。
　(2) 拉斗、抓药（戥、斗靠近，手心向上取出药物，反手入戥，不洒药，无角片）。见图2-5、图2-6。
　(3) 称量（右手向上屈腕，手心向外；戥盘不转不晃；不洒药）。见图2-7。
　(4) 推斗（称量后推斗，不洒药）。
　(5) 分剂量（采用称量递减法准确分剂。一般要求处方中各味中药的单剂量及每付的总重量均不得超过标准±5%，贵重药和毒性药不超过±1%）。
　(6) 倒药（按处方顺序，不混放，便于核对）。
　(7) 有特殊处理的要做相应处理。如：矿石、果实、种子等，调配时应捣碎成小块或粗末入药。先煎、后下等特殊煎煮方法药品必须单包并注明。

在处方的调配药师处签名

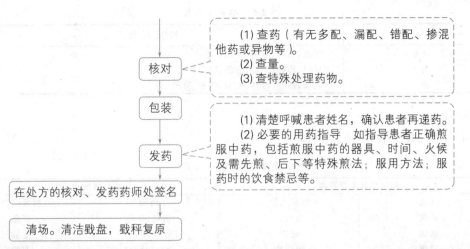

核对 ⊰ (1) 查药（有无多配、漏配、错配、掺混他药或异物等）。
(2) 查量。
(3) 查特殊处理药物。

包装

发药 ⊰ (1) 清楚呼喊患者姓名，确认患者再递药。
(2) 必要的用药指导　如指导患者正确煎服中药，包括煎服中药的器具、时间、火候及需先煎、后下等特殊煎法；服用方法；服药时的饮食禁忌等。

在处方的核对、发药药师处签名

清场。清洁戥盘，戥秤复原

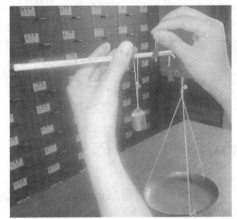

图 2-4

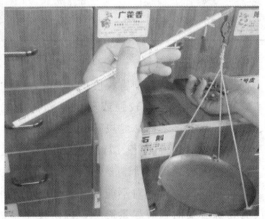

图 2-5

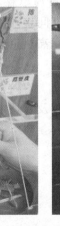

图 2-6

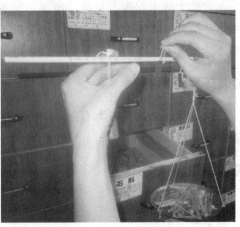

图 2-7

【相关链接】▶▶▶

1. 十八反

中药十八反见表 2-6。

表 2-6　中药十八反

药　　物	所反药物
甘草	甘遂、大戟、海藻、芫花
乌头	贝母、瓜蒌、半夏、白蔹、白及
藜芦	人参、沙参、丹参、玄参、细辛、芍药

2. 十九畏

中药十九畏见表 2-7。

表 2-7　中药十九畏

药物与其所畏药物		药物与其所畏药物	
药物	所畏药物	药物	所畏药物
硫黄	朴硝	川乌、草乌	犀角
水银	砒霜	牙硝	三棱
狼毒	密陀僧	官桂	石脂
巴豆	牵牛	人参	五灵脂
丁香	郁金		

3. 妊娠用药禁忌

根据药物对于胎儿损害程度的不同，一般可分为禁用与慎用两类。

禁用的大多是毒性较强或药性猛烈的药物，如巴豆、牵牛、大戟、斑蝥、商陆、麝香、三棱、莪术、水蛭、虻虫等。

慎用的包括通经祛瘀、行气破滞以及药性辛热的等药物，如桃仁、红花、大黄、枳实、附子、干姜、肉桂等。

凡禁用的药物，绝对不能使用；慎用的药物，则可根据孕妇患病的情况，酌情使用。但没有特殊必要时，应尽量避免，以防发生事故。

4. 服中药时的饮食禁忌

在古代文献上有常山忌葱；地黄、何首乌忌葱、蒜、萝卜；薄荷忌鳖肉；茯苓忌醋；鳖甲忌苋菜以及蜜反生葱等记载。在服药期间，凡属生冷、黏腻、腥臭等不易消化及有特殊刺激性的食物，都应根据需要予以避免。高热患者还应忌油。

【实训环境与器材】▶▶▶

模拟中药房。准备各类不合理中药处方及合理中药处方、含毒性中药处方若干，处方所涉及的中药饮片若干。

【实训组织】▶▶▶

·角色扮演法。

（1）教师示教。

（2）学生分组（4 人/组，两人扮药师，另两人扮患者）。

（3）分发处方给各组患者。

（4）采用两人调配作业法，按中药处方调配操作程序进行处方调配。药师发药并进行用药指导后，患者一方应尽可能地提出药物咨询问题。

（5）交换角色，换处方再实训。

（6）教师点评。

【实训考核与评分】▶▶▶

学生从所提供中药处方中随机抽取 1 个处方，按中药处方调配操作程序在规定时间内进行处方调配。按"中药处方调配综合实训"技能考核评分表评分，见表 2-8。时间到即停止操作，未完成的操作不得分。

表 2-8 "中药处方调配综合实训"技能考核评分表

项目分类	操作要点	分 值	扣 分	得 分	备 注
收方	是否规范	5分			
审方	合格处方审核结论正确得全分,否则不得分	20分			
	①不合格的处方审核结论正确得 5 分				
	②能说出不合格理由的得 10 分(不合格理由漏项按比例扣分)				
	□处方前记内容不齐全□短缺药物				
	□药名不正确 □炮制要求不正确				
	□相反相畏 □剧毒药物超量				
	□妊娠用药禁忌 □特殊煎法的无标记				
	□修改处无签名 □超剂量处无签名				
	□处方后记医生未签全名				
	③能说出对不合格处方的处理措施的得 5 分				
调配	调配按顺序	3分			
	拉斗、抓药(戥、斗靠近,手心向上取出药物,反手入戥,不洒药,无角片)	5分			
	称量(右手向上屈腕,手心向外;戥盘不转不晃;不洒药)	5分			
	推斗(称量后推斗,不洒药)	2分			
	分剂量,剂量准确(全方误差±5%)	5分			
	倒药(按处方顺序)	2分			
	有特殊处理的要做相应处理	3分			
复核	查药(有无多配、漏配、错配、掺混他药或异物等)	7分			
	查特殊处理药物	3分			
	查量	5分			
包装	规范	5分			
发药	确认患者	3分			
	语言清晰	2分			
	指导内容正确、基本完善:煎法、服药时间、饮食禁忌等	10分			
清场	清洁戥盘,戥秤复原	5分			
职业素养	与人协作沟通能力,工作责任心,服务礼仪,保证用药安全有效的职业道德素养	10分			
合 计		100分			

【想想做做】▶▶▶

1. 调配、核对预防甲流方：大青叶 3g，金银花（双花）3g，薄荷 3g，生甘草 3g。7剂，每日 1 剂，滚水冲，代茶饮。

2. 按中药处方调配流程进行处方调配。收方后，审核下列处方是否合格。若不合格，说明原因并向医生建议处方完善更改方案。不合格的处方修改合格后按规范正确调配、核对、发药，同时进行用药指导。

处方笺

费别：	□公费　　☑自费		
	□医保　　□其他　　医疗证/医保卡号：　　　　处方编号：501		

姓名：＿＿×××＿＿　　　　　性别：□男　☑女　年龄：＿40＿岁

门诊/住院病历号：××××××　　　科别（病区/床位号）：＿中医科＿

临床诊断：＿气血两虚＿　　　开具日期：＿××＿年＿××＿月＿××＿日

住址/电话：＿＿××市××区××路××小区××栋××房/××××××＿＿

Rp

黄芪 10g，白术 10g，熟地黄 15g，麦冬 10g，北沙参 10g，枸杞子 10g，龟甲 15g$^{(先下)}$，
鳖甲 15g，桑椹 10g。共三剂。

医　　师：＿×××＿　　药 品 金 额：＿×××＿

审核药师：＿＿＿＿　　调配药师/士：＿＿＿＿　　核对、发药药师：＿＿＿＿

处方笺

费别：	□公费　　☑自费		
	□医保　　□其他　　医疗证/医保卡号：　　　　处方编号：502		

姓名：＿＿×××＿＿　　　　　性别：□男　☑女　年龄：＿47＿岁

门诊/住院病历号：××××××　　　科别（病区/床位号）：＿中医科＿

临床诊断：＿肝火旺，心气虚，单声咳＿　开具日期：＿××＿年＿××＿月＿××＿日

住址/电话：＿＿××市××区××路××小区××栋××房/××××××＿＿

Rp

人参 6g，天冬 6g，麦冬 6g，当归 9g，桔梗 6g，五味子 3g，酒丹参 6g，远志 6g，生
地黄 15g，柏子仁 6g。共三剂。

医　　师：＿×××＿　　药 品 金 额：＿×××＿

审核药师：＿＿＿＿　　调配药师/士：＿＿＿＿　　核对、发药药师：＿＿＿＿

处方笺

费别：	□公费　　☑自费	
	□医保　　□其他　　医疗证/医保卡号：	处方编号：503

姓名：　×××　　　　　　　　性别：□男　☑女　　年龄：　4　岁

门诊/住院病历号：×××××　　科别（病区/床位号）：　中医科

临床诊断：　预防手足口病　　开具日期：　××　年　××　月　××　日

住址/电话：　××市××区××路××小区××栋××房/××××××

Rp

金银花 6g，大青叶 6g，绵茵陈 15g，生薏苡仁 10g，生甘草 3g。共 6 剂。

医　　师：　×××　　　药 品 金 额：　×××

审核药师：　　　　　　调配药师/士：　　　　　　核对、发药药师：

处方笺

费别：	□公费　　☑自费	
	□医保　　□其他　　医疗证/医保卡号：	处方编号：504

姓名：　×××　　　　　　　　性别：□男　☑女　　年龄：　36　岁

门诊/住院病历号：×××××　　科别（病区/床位号）：　中医科

临床诊断：　气血两虚　　开具日期：　××　年　××　月　××　日

住址/电话：　××市××区××路××小区××栋××房/××××××

Rp

（酒拌）当归 10g，川芎 5g，白芍 8g，（酒拌）熟地黄 15g，人参 3g，（炒）白术 10g，茯苓 8g，炙甘草 5g。共 3 剂。

医　　师：　×××　　　药 品 金 额：　×××

审核药师：　　　　　　调配药师/士：　　　　　　核对、发药药师：

实训项目一　药房服务礼仪

【工作任务】▶▶▶

用具有行业特色的礼仪接待顾客、正确处理顾客投诉与异议、以良好的沟通技巧完成日常工作。

【实训目的】▶▶▶

培养学生学会使用行业常用的服务语言及一定的语言沟通技巧为顾客提供服务，学会正确处理顾客投诉与异议，学会接待顾客的基本礼仪。从而树立良好的职业形象，提高服务质量。

【操作程序】▶▶▶

1. 接待顾客

学生的素质要求（穿戴整齐洁净的工作服帽、佩戴胸卡；态度亲切；语气温和；基本社交礼仪知识）

迎接顾客
(1) 面带微笑，起身迎接，礼貌称呼，热心询问。
(2) 可说"您好"、"我能帮您做点什么"、"请问有什么需要帮忙的吗"等。切不可说"欢迎光临"之类的话。
(3) 引导顾客时走在顾客的左或右前方，切不可在顾客后方以声音指示方向及路线，走路速度不要太慢或太快，必须配合顾客的脚步，确实将顾客引导至正确位置。

服务顾客（根据顾客类型提供适宜的服务，注意合理运用服务语言、服务仪态）

类型	顾客特点	服务要点
明确购买型	进店脚步快、目光集中、向营业员指明购买某种商品	主动打招呼，按要求拿递商品，并迅速展示，干净利落收款付货
犹豫购买型	有购买某方面商品的欲望，但未确定具体购买目标。进店脚步缓慢，目光较集中，观看商品既表现出有兴趣，而又有所思	尽量让顾客多了解商品，认真介绍，站在顾客角度帮助挑选，促进顾客作出购买决定
无目的型	无购买目的。进店后目光不集中	表示欢迎，对顾客提出的问题给予热情、耐心的回答，使顾客产生良好印象，树立企业声誉
争取购买型	多数为男顾客，多为有目的购买，理性强，着重考虑商品的实用性能、质量，价格方面行之有效即可，购买速度快	抓住重点介绍商品，动作干净利落，尽量节省顾客时间
冲动购买型	受购买气氛影响，较多数人购买会引起她们的购买冲动。挑选仔细，比较注重商品的外观和价格	介绍商品时要耐心，展示商品要突出优点，使顾客建立良好的第一印象，引起她们的购买冲动

送别顾客
可说"再见"、"慢走"、"走好"等。最好能送客人到门口或目送客人离去，以表示期待之意。切不可说"欢迎下次光临"。

2. 处理投诉

学生的素质要求（穿戴整齐洁净的工作服帽、佩戴胸卡；态度亲切、语气温和；基本社交礼仪知识；换位思维意识；一定的语言表达、沟通技巧）

将投诉者带离卖场，到办公室或休息区等较安静的地方

稳定投诉者情绪，可采用请坐、敬茶等方式

了解情况，耐心倾听并做必要的记录。注意倾听方式，不可心不在焉，中途不辩解、不推脱责任、不找借口，不可指出对方的错误

站在对方角度进行安抚并道歉

站在公司角度解释为什么这样做（视情况执行，当对方情绪失控时不宜）

迅速处理或做出承诺。能立刻解决的征得对方同意后立刻处理；无法立刻解决的，承诺会处理、会向上司反映、会改善管理等，并告诉对方处理的步骤和答复时间

感谢顾客的投诉（因投诉可帮助发现管理方面的问题并有助于完善管理）。有小礼物可适时送上以示安慰和感谢

【注意事项】▶▶▶

（1）研究顾客心理，区别对待顾客。

（2）处理投诉时，首先要稳定投诉者愤怒不满的情绪，要做到中途不辩解、不推脱责任、不找借口，不可指出对方的错误。

（3）在社会药房门店，注意送小礼物是否在本人权限范围内。

【相关链接】▶▶▶

一、常用的服务用语

（1）这种药品现在有会员价（特价），价格很实惠！

（2）这种药品的特点（优点）是……

（3）您使用前，请先看一下说明书，按照说明书要求去做。

（4）使用这种药品时，请注意……

（5）这种药品包装虽不好看，但质量没问题！

（6）您要的药品暂时无货，但这种药品的功能与您要的相同，价格也差不多，要不要试一下？

（7）相比之下，这种更适合您！

（8）不能立即接待顾客时说："请您稍等"、"麻烦您等一下"、"我马上就来"等。

（9）对在等待的顾客说："让您久等了"、"对不起，让您等候多时了"等。

（10）打扰或给顾客带来麻烦时说："对不起"、"实在对不起，给您添麻烦了"等。

（11）由于失误表示歉意时说："很抱歉"、"实在很抱歉"等。

（12）当顾客向你致谢时说："请别客气"、"不用客气"、"这是应该做的"等。

（13）当顾客向你道歉时说："没有什么"、"没关系"、"算不了什么"等。

（14）当你听不清顾客问话时说："很对不起，我没听清，请您重复一遍好吗"等。

（15）当要打断顾客的谈话时说："对不起，我可以占用一下您的时间吗"或"对不起，打扰一下"等。

（16）感谢时说："谢谢"、"多谢您"、"多谢您的帮助"等。

（17）接受顾客吩咐，听取顾客意见时说："我听明白了"、"清楚了，请您放心，我们会反映您的情况"等。

二、接待礼仪

（1）说话口齿清晰、音量适中。

（2）要有先来后到的次序观念。

（3）在营业场所十分忙碌，人手又不够的情况下，按"接一顾二招呼三"接待。当接待等候多时的顾客时，应先向对方道歉，表示招待不周恳请谅解。

（4）亲切地招待客人到店内参观，并让他随意自由地选择，最好不要刻意地左右顾客的意向或在一旁唠叨不停。

（5）如有必要应主动对顾客提供帮助，若顾客带着大包小包的东西时，可告诉他寄物处或可以放置的地方。

（6）顾客有疑问时，应以专业、愉快的态度为客人解答。

（7）不要忽略陪在客人身旁的友人，应一视同仁一起招呼，或许也能引导他们的购买欲望。

（8）与顾客对谈的用语宜用询问、商量的口吻，不应用强迫或威胁的口气要顾客非买不可，那会让人感觉不悦。

（9）双手接递商品，如果无法双手奉物，则要尽量以右手呈送表示礼貌。成交后要将商品包装好，双手捧给顾客。

（10）即使客人不买任何东西，也要保持一贯亲切、热诚的态度，才能留给对方良好的印象。

（11）有时一些顾客可能由于不如意而发怒，这时营业员要立即向顾客解释并道歉。

（12）当顾客提出意见时要用自己的语言再重复一遍你所听到的要求，让顾客觉得他的问题已被注意，而且使他感到你会帮助解决困境。

三、感动服务

与顾客做朋友。从细小做起，多做些人性化的工作，关心顾客。例如：

（1）如有顾客弄伤了手脚，可帮助顾客做简单的消毒、止血、包扎。

（2）为购买心脑血管药的顾客详细讲解用药的注意事项和饮食疗法。（日常服务）

（3）顾客进店时为其看管车辆，并帮助顾客拿好、放好手中物品，让其放心轻松购物。

（4）有顾客进店时，如果是有玻璃门的应主动上前帮助顾客开门。

（5）对于带着小孩的顾客应主动送气球给小孩，逗他开心，或帮忙带小孩，以便顾客安心购物。

（6）为顾客记录测量血压、血糖数值，方便顾客随时查询。

（7）顾客需要订货，认真做好详细记录，上报公司及时反映情况，告知全店员工、通知顾客，若顾客允许的情况下可送货上门，方便顾客。

（8）较年老的顾客购买风湿膏贴，员工可细心地帮顾客贴上，并送上祝福。

（9）年老的顾客主动请其坐下休息，多与其拉家常，多关心其日常生活；随时提供老花镜或放大镜。

（10）如外面下大雨时，顾客没带伞，可以借把伞给顾客或请顾客到店里面坐坐喝杯水，等雨停了再走。

（11）顾客有需要马上服药的，能立即倒杯开水给顾客服药。

（12）某些药品需特别注意用法用量的，可用纸将注意事项及具体用法用量详细写好交给顾客，尤其是一些老年顾客记性不太好，口头讲不一定能全部记住。

（13）因病情较长或久症不愈的顾客为其细心分析病情合理帮助选购药物，能处处为顾客着想，从生活或食疗方面给予关心。

（14）适时为顾客递上一个购物篮。

（15）顾客在购商品时需要打电话询问家人时，可以免费提供电话给顾客使用。

（16）顾客需要上厕所时，我们应该主动提供场所。

（17）顾客进店购买商品时，应做到问病售药，多关心顾客，详细了解情况再根据实际需求介绍合适的商品。

（18）当顾客购买商品后，应教会顾客平时注意日常保健，具体细则应一一与顾客说明白。

（19）当遇到一些行动不便的老人家可以扶一下老人家且叮嘱小心慢走，或拿椅子给顾客坐下，将顾客所需的东西拿到顾客面前。

【实例解析】▶▶▶

1. 接待顾客

药师（见顾客进门，迎上前，微笑，双手自然地摆放在身前或身后，距离适中，声线温和）："您好！请问有什么需要帮忙的吗？"

顾客："想买点咳嗽药。"

药师："请问是买给大人吃还是小孩吃？"

顾客："我自己吃。"

药师："请这边走（配合手势，引客到摆放化痰止咳药的货架前）。请问咳嗽有痰吗？"

顾客："有。"

药师："痰黄还是白？"

顾客："有点黄。"

药师："咳嗽有多长时间了？"

顾客："没咳多久，昨天开始有点咳。"

药师："有其他症状吗？"

顾客："没有。"

药师："那您用强力枇杷露比较好。"（取强力枇杷露，双手递给顾客）

顾客：（接过，看药品标签）

药师（趁顾客看药的时机，继续介绍药品及进行用药指导）："这个药对咳嗽初起效果很好，服用两三天就会见效。一天三次，每次 10ml，包装内附带药杯。若三天不见效，请停止服用。服药期间，请注意饮食清淡，不要食用鸡、鱼、虾蟹、煎炸品等食物。"

（察言观色，若顾客拿着药品欲结账）"请问还有其他需要吗？"

顾客："没有。"

药师（前面引路，手势）："请这边付款。"

收银员："谢谢，10 元，收您 50 元，找您 40 元。"（大声唱收唱付，双手接递钱物）

药师："谢谢，慢走。"

2. 处理投诉

药师："您好！请问有什么需要帮忙的吗？"

顾客（气冲冲）："今天上午在你们这买药，回家一看，给少了。"

药师："哦，您放心，我们会处理。请先到这边来。（引顾客至休息区）请坐，请先喝杯茶。"

药师："请问带小票来了吗？"

顾客："有。（顾客将小票递给药师）你看，小票上显示×××药两盒，但我回家一看，只有一盒。你们做事怎么这么马虎！"

药师："对不起！您稍等，我去看看收银台附近有无遗漏的药品。（立刻查看收银台附近有无遗漏的药品，也可询问上午当班员工有无发现遗漏的药品，最后查电脑记录和库存与实物是否相符。若实物比电脑库存多一盒，则说明确实少给一盒）"

药师："（带一盒×××药返回）对不起！确实是我们少给了，现在给您补齐，请原谅我们工作的失误。请问您还有别的问题吗？"

顾客："没有。"

药师："谢谢您！以后我们会注意防止出现这种情况。这段时间我们搞活动，现在送您一些保健花茶试试效果。"

顾客："谢谢。"

药师："再见，慢走。"

3. 语言艺术——顾客更在乎你怎么说

客："我想今天买到那个药。"

服："对不起，要下个星期我们才有货。"

客："但我今天就需要它。"

服："已经告诉你了，我们仓库没货了。"

客："我急用。"

服："下星期再来吧。"

（在这种情况，服务人员和顾客像会乒乓球一样，根本无法达成共识，顾客的怒火也

在慢慢升腾。如果像下面一样回答，情况就不一样了）

客："我想今天买到那个药。"

服："对不起，我们下星期才会去进货，您觉得下星期有没有问题?"

客："下星期太迟，我的药快用完了。"

服："真的对不起，我们店已经没货了，但我们可以打电话问一下其他的分店，麻烦您等一下好吗。"

客："没问题!"

服："真不好意思，别的地方也没有了，那只能等下星期了，或者您留个电话，货一到我们就通知您，好吗?"

客："也好，麻烦你了。"

【实训环境与器材】▶▶▶

模拟药房。

【实训组织】▶▶▶

（1）创设情境　教师和部分同学一起演练，从而创设出各种有代表性的药师与顾客交流的情境。

① 迎接顾客。

② 服务顾客。

③ 送别顾客。

④ 处理顾客投诉与异议。

（2）教师引导学生讨论做得好与不好的地方。

（3）学生准备　以小组为单位（约 8 人/组）讨论、设计接待顾客和处理投诉的情景及对白案例。

（4）学生演练　每组推选代表采用角色扮演法演练。

（5）他组学生评价，可提出完善意见。

（6）教师点评。

【实训考核与评分】▶▶▶

小组技术比拼法、角色扮演法。"药房服务礼仪"技能考核评分表见表 3-1。

考核案例 1：某天上午，一位阿姨拎着大袋小袋的菜进店买指定的药，如何接待？请被考核小组讨论后派代表采用角色扮演法表演"迎接→服务→送别"整个过程。

考核案例 2：某天傍晚，一位阿伯悠闲地走进药店，如何接待？请被考核小组讨论后派代表采用角色扮演法表演"迎接→服务→送别"整个过程。

考核案例 3：一顾客投诉吃了该药店售出的清开灵滴丸后拉肚子，如何处理？请被考核小组讨论后派代表采用角色扮演法表演处理过程。

考核案例 4：谢小姐欲购买治疗失眠的产品，但某厂家驻店促销员仅凭说明书中有安神一词，就极力向顾客推销，顾客服用一盒后感觉不适，前来投诉并要求退货。如何处理？请被考核小组讨论后派代表采用角色扮演法表演处理过程。

表 3-1　"药房服务礼仪"技能考核评分表

项目分类	操作要点	分　值	扣　分	得　分	备　注
情节合理性	设计的场景在实际药房工作中是否会发生	20 分			
内容实用性	对实际工作有指导意义	20 分			
服务质量	接待顾客符合行业礼仪要求	10 分			
	能使用行业服务用语	10 分			
	能运用一定的语言沟通技巧和顾客进行有效、良好的沟通	10 分			
	语气温和、语言清晰,有耐心	10 分			
顾客满意度	顾客的满意程度	20 分			
合　计		100 分			

【想想做做】▶▶▶

1. 在药房,患者或顾客的投诉主要由哪些原因造成? 我们应如何做好本职工作以减少或避免投诉?

2. 判断下列服务态度和行为是否合适?

① 紧跟在旁（跟踪销售）。

② 不理不睬。

③ 客人不买,你的态度就转变。

④ 强迫推销。

⑤ 东西拿去更换时,摆出一副臭脸。

⑥ 感觉不到工作热忱。

⑦ 在客人面前,店员和店员闲聊、讲脏话或店员们之间行动粗鲁。

⑧ 正在卖东西给别的客人时,叫也不回答。

⑨ 诽谤客人在其他企业购买的商品,讲其他企业的坏话。

⑩ 如果是小孩子就对品质和重量打马虎眼。

3. 接待顾客的时候,向顾客询问,顾客没有回答,请分析顾客不回答的可能原因? 应采取的相应对策?

4. 顾客投诉某社会药房卖近效期（离失效期仅一个月）药品给她。请设计如何接待、处理?

实训项目二　便民健康服务技术

【工作任务】▶▶▶

用量血压、测血糖等便民服务技术为顾客服务。

【实训目的】▶▶▶

培养学生学会准确规范地量血压、测血糖等便民服务技术为顾客提供服务。

【操作程序】 ▶▶▶

1. 水银血压计测量血压

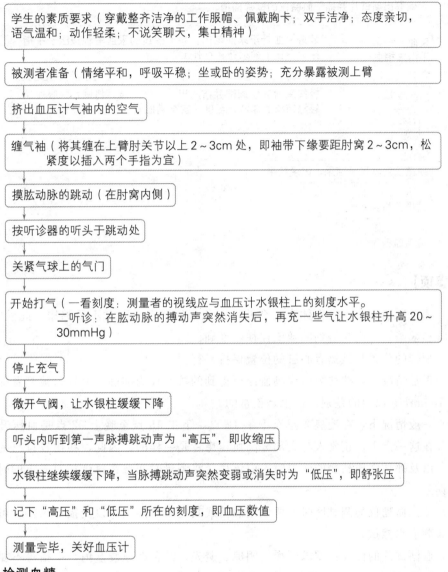

学生的素质要求（穿戴整齐洁净的工作服帽、佩戴胸卡；双手洁净；态度亲切，语气温和；动作轻柔；不说笑聊天，集中精神）

被测者准备（情绪平和，呼吸平稳；坐或卧的姿势；充分暴露被测上臂）

挤出血压计气袖内的空气

缠气袖（将其缠在上臂肘关节以上 2~3cm 处，即袖带下缘要距肘窝 2~3cm，松紧度以插入两个手指为宜）

摸肱动脉的跳动（在肘窝内侧）

按听诊器的听头于跳动处

关紧气球上的气门

开始打气（一看刻度：测量者的视线应与血压计水银柱上的刻度水平。二听诊：在肱动脉的搏动声突然消失后，再充一些气让水银柱升高 20~30mmHg）

停止充气

微开气阀，让水银柱缓缓下降

听头内听到第一声脉搏跳动声为"高压"，即收缩压

水银柱继续缓缓下降，当脉搏跳动声突然变弱或消失时为"低压"，即舒张压

记下"高压"和"低压"所在的刻度，即血压数值

测量完毕，关好血压计

2. 检测血糖

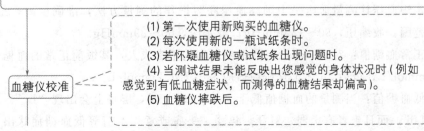

学生的素质要求（穿戴整齐洁净的工作服帽、佩戴胸卡；双手洁净；态度亲切，语气温和；动作轻柔；不说笑聊天；集中精神）

血糖仪校准

(1) 第一次使用新购买的血糖仪。
(2) 每次使用新的一瓶试纸条时。
(3) 若怀疑血糖仪或试纸条出现问题时。
(4) 当测试结果未能反映出您感觉的身体状况时（例如感觉到有低血糖症状，而测得的血糖结果却偏高）。
(5) 血糖仪摔跌后。

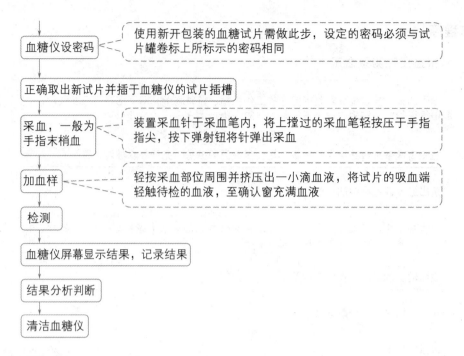

【注意事项】▶▶▶

（1）测血压前，被测者先休息一会儿，避免情绪激动，同时不要憋尿，此前不饮酒、不喝咖啡和浓茶，否则所得到的数值往往不准确。

（2）袖带的位置与被测者心脏的位置保持平行。

（3）正常情况下，往往第一次测血压所得到的数值较为准确。另外，被测者的左右上肢会有 10mmHg 以内的差别，这也是正常的。

（4）一般情况下，在凌晨 4 点至中午 12 点，下午 15 点至晚上 22 点是血压升高的两个峰值，在这一点上，正常人与大部分高血压患者是一样的。因此，在比较自己的血压变化情况，以及评估降压药物的效果时，应该尽量将测量时间选在每天相对固定的时间，就可减少误差。

（5）擦拭血糖仪的测试区时不要使用酒精或其他有机溶剂，以免损坏仪器，可使用棉签或软布蘸清水擦拭。

（6）血糖试片的保存：要求干燥、阴凉、避光，贮存在原装盒内，手指等不要触摸试纸条的测试区。试片的有效期限为：首次开罐日起算的 90 天内。

【相关链接】▶▶▶

（1）水银血压计测量血压是中国高血压联盟推荐的测量方法，准确度高，最为常用。血压正常范围：收缩压，90～139mmHg；舒张压，60～89mmHg。

（2）正常血糖值：对于一个没有罹患糖尿病的正常成人，其饭前正常的血糖值应该为 3.8～5.8mmol/L，饭后 2h 之正常血糖值应该小于 7.7mmol/L。

（3）低血糖值：当测量的血糖值低于 1.6mmol/L 时，屏幕上会出现"Lo"。若测试结果出现"Lo"，而且患者有虚弱、冒汗、焦躁、头痛或意识不清等低血糖症状出现时，应建议马上服用一颗糖来提高血糖，并尽快看医生。

（4）高血糖值：当测量的血糖值高于 33.3 mmol/L 时，屏幕上会出现"Hi"。若测试结果出现"Hi"，而且患者有口渴、频尿或视线模糊等高血糖症状出现时，应建议患者尽快看医生。

【实训环境与器材】▶▶▶

模拟药房。水银血压计。血糖仪与血糖试纸。

【实训组织】▶▶▶

1. 教师示教

2. 学生实训

（1）量血压实训　学生分组实训（8 人/组，一人扮患者，其他人扮药师）。本组各个药师分别为本组患者量血压。各组扮患者的学生互相量血压。教师在旁观察，随时纠正其不规范操作。

（2）测血糖实训　学生互相采血测血糖。教师在旁观察，随时纠正其不规范操作。

3. 教师点评

【实训考核与评分】▶▶▶

学生分组（8 人/组，一人扮患者，其他人扮药师）。本组各个药师分别为本组患者量血压并记录结果，扮患者的学生互相量血压并记录结果。小组长为本组组员按"水银血压计测量血压"技能考核评分表评分，见表 3-2。教师抽查评分。

测血糖实训考核方式为学生互考互评，按"血糖仪测量血糖"技能考核评分表评分，见表 3-3。

表 3-2　"水银血压计测量血压"技能考核评分表

项目分类	操作要点	分　值	扣　分	得　分	备　注
操作规范性	先将血压计气袖内的空气挤出	5 分			
	再将其缠在上臂肘关节以上 2～3cm 处，即袖带下缘要距肘窝 2～3cm	10 分			
	松紧度以插入两个手指为宜	5 分			
	在肘窝内侧摸到肱动脉的跳动后，将听诊器的听头按在此处	10 分			
	关紧气球上的气阀后开始打气	5 分			
	测量者的视线应与血压计水银柱上的刻度保持在一个水平面上	5 分			
	边充气边听诊	5 分			
	记录"高压"和"低压"所在的刻度	10 分			
	关好血压计	5 分			
测量结果准确性	测量值是否在小组平均值的±10%范围内。收缩压或舒张压超范围扣 10 分，均超范围不得分	20 分			
服务礼仪	指示被测者配合测量用语，做到有礼貌、语气温和、言语清晰、有耐心	20 分			
合　计		100 分			

表 3-3 "血糖仪测量血糖"技能考核评分表

项目分类	操作要点	分值	扣分	得分	备注
操作规范性	血糖仪校准	10 分			
	血糖仪设密码	10 分			
	正确取出新试片并插于血糖仪的试片插槽。注意不能触摸试纸条的测试区和滴血区	10 分			
	采血	15 分			
	加血样	10 分			
	记录测试结果	5 分			
	结果分析判断准确	10 分			
	清洁血糖仪	10 分			
服务礼仪	指示被测者配合测量用语，做到有礼貌、语气温和、言语清晰、有耐心	20 分			
合　计		100 分			

【想想做做】 ▶▶▶

1. 请分析血糖仪监测时出现误差的原因并讨论相应的对策。

2. 课余同学之间互相练习使用水银血压计和血糖仪。

实训项目三　药品销售

【工作任务】 ▶▶▶

根据患者的具体情况（病情、经济情况、消费需求）推荐安全、有效、合理的非处方药或作出就医的建议；销售、介绍经医师诊治的常见病用药。

【实训目的】 ▶▶▶

培养学生学会应用已学的医药专业知识，主要是临床常见疾病的症状、常规实验室检查结果分析判断、临床常用药物的适应证、不良反应、用药注意事项、禁忌证等，根据患者病情、经济情况、生活饮食习惯、用药后的不良反应等为患者推荐安全、有效、合理的非处方药或作出就医的建议，为患者提供咨询、用药指导服务。在服务的过程中建立以药品使用说明书为依据，不夸大药品的疗效和治疗范围，保证患者用药安全、有效的职业意识。

【操作程序】 ▶▶▶

1. 非处方药的销售程序

> 学生的素质要求（穿戴整齐洁净的工作服帽、佩戴胸卡；态度亲切，语气温和）

> 确定患者存在的问题（采用一定的语言沟通技巧，根据患者提供的有限信息结合临床常见疾病的症状，主动询问以获取患者患病信息，从而确定患者存在的问题）

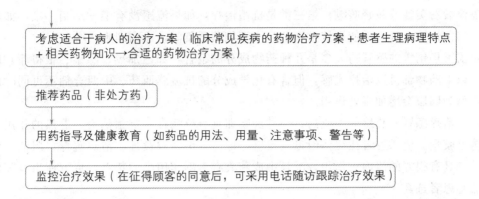

考虑适合于病人的治疗方案（临床常见疾病的药物治疗方案 + 患者生理病理特点 + 相关药物知识→合适的药物治疗方案）

推荐药品（非处方药）

用药指导及健康教育（如药品的用法、用量、注意事项、警告等）

监控治疗效果（在征得顾客的同意后，可采用电话随访跟踪治疗效果）

2. 处方药的销售程序

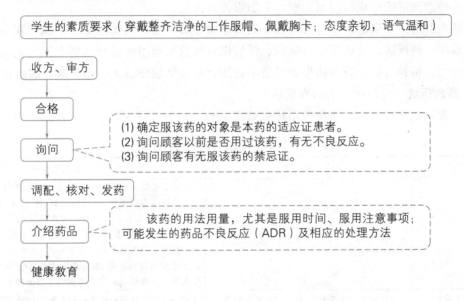

学生的素质要求（穿戴整齐洁净的工作服帽、佩戴胸卡；态度亲切，语气温和）

收方、审方

合格

询问 —— (1) 确定服该药的对象是本药的适应证患者。
(2) 询问顾客以前是否用过该药，有无不良反应。
(3) 询问顾客有无服该药的禁忌证。

调配、核对、发药

介绍药品 —— 该药的用法用量，尤其是服用时间、服用注意事项；可能发生的药品不良反应（ADR）及相应的处理方法

健康教育

【注意事项】 ▶▶▶

销售药品以药品的使用说明书为依据，正确介绍药品的适应证或功能主治、用法用量、不良反应、禁忌及注意事项等，指导顾客合理用药，不得杜撰、夸大药品的疗效和治疗范围，误导顾客。

【相关链接】 ▶▶▶

1. 流感（可自我药疗的常见病）

流感是由流感病毒引起的，特点是具有流行性。流感的发病季节多在晚秋和冬天，流感的症状非常典型，一发病即出现高热，常达 39℃ 以上，伴有寒战、肌肉酸痛、头痛、咽痛、乏力；而普通感冒则鼻塞流涕明显，也可发热，但体温不会太高，头痛、咽痛、咳嗽比较轻微。

流感的治疗药物主要分为三类：第一类是抗病毒治疗，如复方氨酚烷胺（感康）、金刚乙胺；第二类是对症治疗，如解热镇痛药对乙酰氨基酚治疗发热、周身酸痛、头痛；盐酸伪麻黄碱消除鼻黏膜充血水肿，治疗鼻塞；抗过敏药马来酸氯苯那敏减轻打喷嚏、流泪

等；氢溴酸右美沙芬减轻咳嗽；第三类是抗菌治疗，如果流感没有继发细菌感染，如扁桃体炎、细菌性肺炎等无需使用抗生素治疗。有细菌感染时，血白细胞会增多。

目前市场销售的感冒药大多是几种药物成分的组合，如白加黑、感康、银得菲、康必得等。以上药物都可以治疗流感，但含有化学成分的抗流感西药、中西合剂不可同时服用两种，因为同服会增加毒副作用。

许多治疗感冒、流感的中成药，一种药物即具有抗病毒、抗菌消炎、退热的作用，如连花清瘟胶囊。流感患者往往体内毒火很盛，像清开灵、双黄连、清热解毒口服液、银黄胶囊等都具有很好的清内火作用，况且中成药具有毒副作用小的特点，更方便患有其他疾病的流感患者选药。

治疗流感选用西药合用一种甚至两种抗流感的中成药效果最佳，治疗流感的西药可以与任何一种治流感的中成药同服，而且会加强治疗作用。

特殊人群选药要慎重。孕妇及哺乳期妇女患流感后，应在医生指导下尽量选用中成药或中药治疗。糖尿病、高血压、心脏病、肾病患者尽量不选用对肝肾功能有损害的抗流感药，忧郁症、精神疾病、癫痫病患者尽量不选用含有金刚烷胺、金刚乙胺成分的药物。

2. 高血压病（经医师诊治的常见病）

（1）常用的抗高血压药物及使用特点见表 3-4。

表 3-4 常用的抗高血压药物及使用特点

药物类别	适 用 性	常见不良反应和注意事项
利尿药	一般适用于轻中度高血压、老年单纯收缩性高血压、肥胖及高血压合并心力衰竭的患者	电解质紊乱即低钾、低钠、低氯、低钙、低镁；体位性低血压或血压下降；血尿酸升高、痛风；糖耐量减低；脂质代谢紊乱。噻嗪类利尿药不宜用于高尿酸血症或痛风、糖耐量降低或糖尿病、肾功能不全患者。使用噻嗪类利尿药可适量补钾，每天 1～3g，或合并使用保钾利尿药，鼓励患者多吃富含钾的食物及水果。保钾排钠利尿药不宜用于高血钾患者
β受体阻滞药	伴快速心律失常或心梗后有心衰的患者	有传导阻滞或慢性阻塞性肺心病的患者不宜用
钙拮抗剂（CCB）	主要用于老年高血压，周围血管病变的单纯收缩性高血压，心绞痛或冠状动脉痉挛患者	不良反应有外周水肿、便秘、头晕、面部潮红、头痛、皮疹及心悸等
血管紧张素转化酶抑制剂（ACEI）	临床合并左室肥厚、心肌梗死、心力衰竭、糖尿病肾病、微量白蛋白尿患者	主要的不良反应是干咳和血管神经性水肿，如果咳嗽就换 ARB。还有高血钾。妊娠、双侧肾动脉狭窄、肾功能严重损害（血清肌酐＞3mg/dl）禁用
血管紧张素受体拮抗剂（ARB）	适用于不能耐受 ACEI 患者	不良反应少
α受体阻滞药	老年合并有前列腺肥大者，可优先考虑使用 α受体阻滞药	不良反应是体位性低血压

（2）特殊人群的降压治疗

① 老年人 降压治疗应逐步进行，尤其是体质较弱者。注意原有的和药物治疗后出现的体位性低血压。老年人多有危险因素——靶器官损害和心血管病，需要结合考虑选用药物，常需多药联合应用。将收缩压降到 140mmHg 以下较困难，舒张压降至 70mmHg 以下可能不利。中国高血压防治指南建议老年人高血压的收缩压目标为小于 150mmHg。

② 冠心病患者 首选 β受体阻滞药或者 ACEI 或者长效钙拮抗剂，急性冠脉综合征时选用 β受体阻滞药和 ACEI；心梗后的病人用 ACEI、β受体阻滞药和醛固酮拮抗剂。

③ 心力衰竭 较轻可以用 ACEI 和 β 受体阻滞药，病情较重的可以将 ACEI、β 受体阻滞药、ARB 和醛固酮受体拮抗剂与髓袢利尿药合用。

④ 糖尿病高血压 为了避免肾和心血管的损害，要求把血压降到 130/80mmHg 以下，常需要联合用药，首选 ACEI 或者 ARB，必要时选择钙拮抗剂、噻嗪类利尿药、β 受体阻滞药。ACEI 对于 1 型糖尿病防止肾损害有益。

⑤ 慢性肾病 ACEI、ARB 防止肾病进展，重症病人需要联合用髓袢利尿药。

(3) 降压原则

① 采用较少的有效剂量，以获得可能有的疗效，而使不良反应最小。如有效而不满意，可以逐步增加剂量，以获得最佳的疗效。

② 为了有效防止靶器官损害，要求每天 24h 内血压稳定于目标范围内，如此可以防止夜间较低的血压到清晨血压突然升高而致猝死、卒中或心脏病发作。最好一天一次给药。

③ 为了使降压效果增大而不增加不良反应，用低剂量单一药物治疗疗效不满意的，可以采用多种降压药物联合应用，事实上，2 级以上的高血压为达到目标血压，常需要降压药联合治疗。

(4) 健康教育 戒烟，减轻体重，减少过多的酒精摄入，适当运动，减少盐的摄入量，多吃水果和蔬菜，减少食物中饱和脂肪酸的含量和脂肪总量，减轻精神压力，保持心理平衡。定期测量血压。

3. 常见病范围

(1) 可自我药疗的常见病

① 内科疾病 感冒、流行性感冒、发热、咳嗽与咳痰、失眠、神经衰弱、消化不良、胃酸过多症、慢性胃炎、腹泻、便秘、过敏性疾病、缺铁性贫血、蛔虫病与蛲虫病、维生素与矿物质缺乏。

② 妇科疾病 念珠菌性阴道炎、滴虫阴道炎。

③ 五官科 结膜炎、沙眼、变应性（过敏性）鼻炎、慢性鼻炎、外耳道炎、慢性咽炎、牙龈炎、牙周炎、口腔溃疡。

④ 外科疾病 扭伤、挫伤、烧烫伤。

⑤ 皮肤科疾病 手足癣、鸡眼、湿疹。

(2) 经医师诊治的常见病 急慢性支气管炎、支气管哮喘、高脂血症、冠心病（心绞痛、心肌梗死）、高血压病、糖尿病、消化性溃疡。

【实训环境与器材】 ▶▶▶

模拟药房。临床诊断为高血压病、高脂血症、糖尿病、消化性溃疡的处方若干。

【实训组织】 ▶▶▶

小组技术比拼法、角色扮演法。

1. 布置任务

以小组为单位从下列两大药品销售任务中各选 1 个分任务。

A. 可自我药疗的常见病非处方药用药推荐

(1) 如何向感冒患者推荐 OTC 进行治疗？请尽量合理设计各种感冒类型的推荐给药

方案并进行用药指导。注意运用服务礼仪及一定的销售技巧。

（2）如何向咳嗽患者推荐 OTC 进行治疗或作出就医的建议？请尽量合理设计各种咳嗽类型的推荐给药方案并进行用药指导。注意运用服务礼仪及一定的销售技巧。

（3）如何向消化不良患者推荐 OTC 进行治疗或作出就医的建议？请根据消化不良的临床表现推荐给药方案并进行用药指导。注意运用服务礼仪及一定的销售技巧。

（4）如何向牙龈肿痛患者推荐中成药、西药 OTC 进行治疗？

B. 经医师诊治的常见病用药介绍

（1）如何向高血压病患者正确介绍药品，并进行咨询、用药指导和健康教育服务。

（2）如何向高脂血症患者正确介绍药品，并进行咨询、用药指导和健康教育服务。

（3）如何向糖尿病患者正确介绍药品，并进行咨询、用药指导和健康教育服务。

（4）如何向消化性溃疡患者正确介绍药品，并进行咨询、用药指导和健康教育服务。

2. 学生准备

小组成员一起查询相关资料，讨论、设计情景及对白。然后每组推选代表采用角色扮演法模拟药品销售。

3. 学生代表演练

4. 他组成员评价

可提出完善意见。

5. 教师点评

【实训考核与评分】▶▶▶

以小组为单位按"药品销售"技能考核评分标准评分，见表3-5。

表 3-5 "药品销售"技能考核评分表

项目分类	操作要点	分 值	扣 分	得 分	备 注
获取疾病信息	技巧性	10 分			
	完整性	10 分			
推荐 OTC（或处方调配）	推荐给药方案合理，为适应证用药、适宜人群用药（处方调配按流程规范操作。按表2-5 "处方调配综合实训"技能考核评分表评分再乘以 0.35 的系数）	35 分			
用药指导	视顾客类型及需求给予适当的用药指导，如药品的用量、用药时间、用药方法、可能发生的 ADR 及处理措施、药物的贮存指导等	10 分			
	指导内容正确，以药品使用说明书为依据	5 分			
健康教育	视顾客类型及需求给予适当的健康教育。如饮食指导、健身指导等	10 分			
服务礼仪	接待顾客符合行业礼仪要求	5 分			
	能使用行业服务用语	5 分			
	能运用一定的语言沟通技巧和顾客进行有效、良好的沟通	5 分			
	语气温和，言语清晰，有耐心	5 分			
合 计		100 分			

【想想做做】▶▶▶

一位中年男性走进药店，主诉这两天有点感冒，经营业员的询问，得知其喉咙痛，有点咳嗽，痰较难咳出，痰稠色黄白……，请运用服务礼仪及一定的沟通技巧询问病情并为该顾客推荐药品且提供相应的药学服务。

实训项目四　药品进、销、存电脑操作

【工作任务】▶▶▶

按医药公司软件进行药品的进货入账、销售出货收银及库存查询工作。

【实训目的】▶▶▶

培养学生能在规定时间内正确完成给定数目药品的进货入账、销售出货收银及库存查询的电脑操作。以满足社会药店要求员工运用计算机对药品流转的信息管理。同时培养学生销售收银过程的服务礼仪和服务意识。

【操作程序】▶▶▶

按实际药品信息管理软件进行药品的进货入账、库存查询、销售出货收银操作（不同药房使用软件不同，故操作程序会各不相同）。

【实训环境与器材】▶▶▶

配备电脑（当地医药连锁药房提供操作软件）的模拟药房。

【实训组织】▶▶▶

教师演示药品的进货入账、销售出货收银及库存查询的电脑操作，然后指导各学习小组的组长进行实际操作，各学习小组组长指导本组组员进行实际操作。

【实训考核与评分】▶▶▶

学习小组的组长对本组组员按"药品进、销、存电脑操作"技能考核评分标准进行考核，评分表见表3-6。要求各学生在规定时间内正确完成给定数目药品的进货入账、销售出货收银及库存查询的电脑操作。

表 3-6　"药品进、销、存电脑操作"技能考核评分表

项目分类	操作要点	分　值	扣　分	得　分	备　注
进货入账	操作程序正确。错一个步骤扣2分,至本项分扣完为止	10分			
	输入药品信息正确。错一项扣2分,至本项分扣完为止	20分			
销售出货收银	操作程序正确。错一个步骤扣2分,至本项分扣完为止	10分			
	输入销货信息正确。错一项扣2分,至本项分扣完为止	20分			
库存查询	操作程序正确。错一个步骤扣2分,至本项分扣完为止	10分			
	获得商品信息正确。错一项扣2分,至本项分扣完为止	10分			
完成时间	在规定时间内完成得分,超过不得分	10分			
职业素养	与人协作沟通能力,工作责任心,服务礼仪	10分			
合　计		100分			

【想想做做】▶▶▶

请收集一定数量的用过的药品空盒，课余时间按模拟药房的药品信息管理软件进行药品的进货入账、库存查询、销售出货收银操作。

工作任务四　药学咨询

实训项目一　药学咨询服务基本技能

【工作任务】▶▶▶

按一定的操作规范和技巧为患者提供药学咨询服务。

【实训目的】▶▶▶

培养学生进行药学咨询服务的基本技能：一定的沟通技巧；语言表达的专业方式；提供服务时应有的礼仪；不能立即回答的咨询问题的处理程序；学会利用工具书等资料和相关网站查找用药知识。

【操作程序】▶▶▶

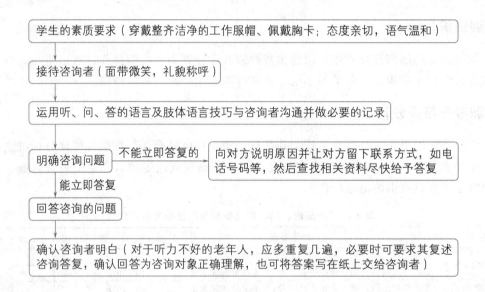

学生的素质要求（穿戴整齐洁净的工作服帽、佩戴胸卡；态度亲切，语气温和）

接待咨询者（面带微笑，礼貌称呼）

运用听、问、答的语言及肢体语言技巧与咨询者沟通并做必要的记录

明确咨询问题　──不能立即答复的──　向对方说明原因并让对方留下联系方式，如电话号码等，然后查找相关资料尽快给予答复

能立即答复

回答咨询的问题

确认咨询者明白（对于听力不好的老年人，应多重复几遍，必要时可要求其复述咨询答复，确认回答为咨询对象正确理解，也可将答案写在纸上交给咨询者）

【相关链接】▶▶▶

听	问	答
一般应身体前倾，勿摇晃身体或翘腿，保持适宜的姿态，如点头和微笑。以建立患者对药师的信任。	开放式提问。可以得到更多信息，药师可有针对性地指导、说明。	语音、语调、语速适中，对患者（消费者）最好能用非专业的语言提供药物或药物治疗有关的指导信息。

问 例：患者，2岁男孩。感冒咳嗽。母亲咨询药物的用法。处方：抗生素、止咳药和祛痰药，剂型为散剂或颗粒剂。药师向患儿母亲确认小孩是否能够服用这些剂型。

> 封闭式提问
> 药师："小孩能服用散剂和颗粒剂吧？"
> 患儿的母亲："能，没问题。"

— 信息仅此一条，交流也就结束了。

> 开放式提问
> 药师："小孩一般怎样服用这些散剂和颗粒剂的药品？"
> 患者的母亲："我这个孩子喜欢喝牛奶，平时把药粉加到牛奶中喝。如果只用水冲药粉的话，孩子不肯喝。不过，用牛奶服药，不知道行不行？"

— 接下来药师有针对性地指导、说明，以保证合理用药。

答 例：患者，男，56岁，高血压病。咨询卡托普利片用法用量及用药注意事项。

> "专业语言"答
> 药师："这个药一天服两次，一次25mg，空腹服。用了这个药以后，可能会导致干咳、血管性水肿、蛋白尿、肾病综合征、中性粒细胞减少或缺乏症、高血钾等，一旦出现这些情况，您必须马上停药并咨询医生处理？"
> 患者："啊！？"

— 照药品说明书专业术语回答！
— 患者无所适从，不知要做什么！

> "通俗易懂语言"答
> 药师："这个药一天服两次，一次一片，饭前1h服。"
> 　用了这个药以后，可能有下面的情况出现，当然也可能不发生，若发生的话，您不用紧张，及时咨询医生处理。
> 　(1) 可能会出现干咳。如果轻微您能忍受，不需停药，若严重请告诉医生给您换另一种药。
> 　(2) 若您发现有水肿症状（如面部、眼、舌、喉、四肢肿胀）、吞咽或呼吸困难、声音嘶哑，应立即告知医师，并停药。
> 　药师："请问您以往体检肾功能没什么问题吧？"
> 　患者："没有。"
> 　药师："那就好，不过您最好还是定期做肾功能检查，这样比较稳妥。
> 　(3) 如出现咽痛，发热等感染症状，应及时告知医师处理。
> 　(4) 不要吃含钾丰富的食物，如香蕉等。
> 　(5) 若同时用其他药，请咨询医生或药师能否同用。
> 　最后，记住定期测量血压；低盐低脂饮食；多做温和的健身运动，如散步等；保持情绪平稳，不要过于激动。
> 　我把您要做的写下来了，请问还有什么需要帮忙的吗？"

— 患者明白具体要做什么！
— 药师交流过程中能注意安抚咨询者。

- 相关工具书
《新编药物学》(第16版)
《中华人民共和国药典临床用药须知》
- 相关网站
www.sfda.gov.cn
www.yongyao.net
www.cdr.gov.cn
www.hlyyao.com.cn
www.clinphar.cn

【实训环境与器材】▶▶▶

模拟药房。配备必要的专业工具书:《新编药物学》(第16版),《中华人民共和国药典临床用药须知》。

【实训组织】▶▶▶

提供实际案例,学生扮演,其他同学认真观看。之后,小组讨论、评价,指出做得好与不好的地方,可完善或提出不同处理方式。最后教师点评。

例:75岁,男性患者

药师:"您好,请问有什么需要帮忙的吗?"

患者:"您好,想问您一些高血压用药问题。"

药师:"好的。请坐。先讲讲您的情况。"

患者:"先后吃过几种降压药,仍控制不好,180都有,具体药物是科素亚(Cozaar,氯沙坦钾片)一片,一平苏(西拉普利片)1片,一天一次,倍他乐克(酒石酸美托洛尔片)半片,一天两次,消心痛偶尔服,寿比山(吲达帕胺片)2.5mg,一天一次。"

药师:"请问具体是怎么服用的?"

患者:"这段时间中午一平苏一片,下午再服一片,因为下午血压高,上午有时还低。"

药师:"用过钙拮抗剂吗?"

患者:"用过,但服用后排尿困难,膀胱肌松弛。"

药师:"前列腺有问题?"

患者:"是的,但已往做过电切,现在没事了。"

药师:"您说到偶尔服消心痛?有冠心病病史吗?"

患者:"是的,心脏有点大。"

药师:"请问还有其他方面的疾病吗?比如说糖尿病。"

患者:"没有。"

药师:"科素亚和一平苏作用类似。您用过觉得哪一种疗效好?"

患者:"一平苏好一点。"

药师:"用一平苏期间有咳嗽或皮肤瘙痒的情况吗?"

患者:"有点轻微咳嗽,不过可以忍受,瘙痒没有。"

药师:"根据您说的情况,您血压较高,用一种药很难控制,应联合用药来控制,又因为您有冠心病病史，心脏有点大，以往前列腺也有问题。本来钙拮抗剂比较合适，但会引起排尿困难，您不宜用。倍他乐克和一平苏适合伴冠心病的高血压，应继续服用。再联合使用利尿药，选用寿比山或双氢克尿噻都可以，国外是主张 ACEI 与双氢克尿噻联用，对维持血钾有利，降压作用也不错。

即采用一平苏、倍他乐克和噻嗪类利尿药这样的组合来控制血压。消心痛用于冠心病的预防性用药，但目前多选用单硝酸异山梨酯（长效心痛治，欣康片），它的生物利用度高，即药效比较好。

上述建议供您参考，您可与有关专家商量后，确定治疗方案（把建议的用药方案写在纸上，交给咨询者）。

还有什么问题或需要什么资料我可以帮您查找。"

患者："谢谢。"

药师："不客气。请慢走。"

【实训考核与评分】▶▶▶

角色扮演法。一组扮咨询者的角色，以小组为单位讨论、设计咨询问题；另一小组扮咨询药师的角色，以小组为单位讨论如何回答咨询问题。交换角色再赛。教师按"药学咨询服务基本技能"考核评分表对各组表现评分，见表 4-1。

表 4-1　"药学咨询服务基本技能"考核评分表

项目分类	操作要点	分　值	扣　分	得　分	备　注
服务质量	提供咨询内容正确	10 分			
	提供咨询内容较完善	10 分			
	沟通技巧	10 分			
	不能立即回答问题的处理	10 分			
服务礼仪	对待咨询者有礼貌、有耐心	5 分			
	能使用行业服务用语	5 分			
	能运用一定的语言沟通技巧和咨询者进行有效、良好的沟通	5 分			
	语气温和，语言清晰	5 分			
咨询者满意度	咨询者对所咨询问题得到解决的满意程度	20 分			
拓展能力	利用工具书等资料和相关网站查找用药知识、继续学习的能力	20 分			
合　计		100 分			

【想想做做】▶▶▶

1. 当咨询的问题你不能立刻解答的时候，你该如何向咨询者说明情况并避免其失望或不满意？采取什么方式寻求解答？

2. 当咨询者比较焦虑、态度不友好的时候，你该怎样做？

实训项目二　抗感染药物的用药咨询与指导

【工作任务】▶▶▶

为咨询者提供抗感染药物的用药指导。

【实训目的】▶▶▶

　　培养学生学会应用已学的专业知识，主要是临床常见感染性疾病的症状、常规实验室检查结果、临床常用抗感染药物的适应证、不良反应、用药注意事项、禁忌证、药物相互作用等，根据患者的病情和诊断，结合用药处方，分析处方的合理性，为咨询者提供抗感染药物的使用指导，或作出就医的建议。

【操作程序】▶▶▶

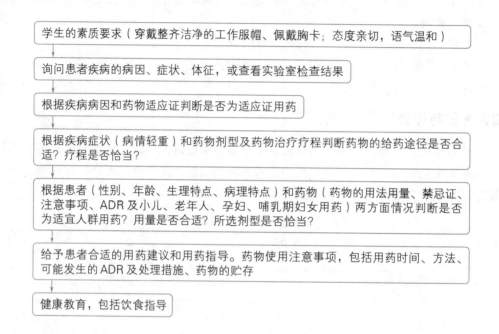

学生的素质要求（穿戴整齐洁净的工作服帽、佩戴胸卡；态度亲切，语气温和）

询问患者疾病的病因、症状、体征，或查看实验室检查结果

根据疾病病因和药物适应证判断是否为适应证用药

根据疾病症状（病情轻重）和药物剂型及药物治疗疗程判断药物的给药途径是否合适？疗程是否恰当？

根据患者（性别、年龄、生理特点、病理特点）和药物（药物的用法用量、禁忌证、注意事项、ADR 及小儿、老年人、孕妇、哺乳期妇女用药）两方面情况判断是否为适宜人群用药？用量是否合适？所选剂型是否恰当？

给予患者合适的用药建议和用药指导。药物使用注意事项，包括用药时间、方法、可能发生的 ADR 及处理措施、药物的贮存

健康教育，包括饮食指导

【实例解析】▶▶▶例：女性患者，急性泌尿道感染的用药如下。

　　复方新诺明，每次 2 片，每日 2 次，首次加倍，与等量碳酸氢钠同服，连用 3 天。

　　处方分析：复方新诺明是磺胺甲噁唑与三甲氧苄氨嘧啶（TMP）的复方制剂，属于人工合成的广谱抗菌药，对引起泌尿道感染的多种细菌均有效，同时复方新诺明在尿中浓度较高，抗菌作用进一步加强，首次加倍是针对半衰期较长而安全范围较大的药物，可令其在第一个半衰期达到稳态血药浓度，使药物能较快发挥作用；该处方中与等量碳酸氢钠配伍同服，是因为复方新诺明及其代谢产物在尿中溶解度低，尤其在酸性尿液中易析出结晶，损伤肾小管，使用碳酸氢钠碱化尿液，可避免这种现象。故此处方用药合适，配伍合理。

　　用药指导要点：治疗时应两种药物同时使用，并且第一次服用时剂量加大一倍，即复方新诺明和碳酸氢钠各 4 片，这样效果才好。用药期间应注意多休息，多饮水，勤排尿，以促进复方新诺明及其代谢产物的排泄，减少结晶析出；可配合使用茅根和芦根水煎服，每日 2 次。治疗期间饮食宜清淡，禁忌辛辣刺激性食物。女性患者宜淋浴，不宜盆浴，以免污水流入尿道而加重感染。应每日清洗外阴 1 次，勤换内裤，大便后擦拭肛门，应从前向后擦，避免将肛门污物带到尿道口。另外要注意经期卫生，若感染与性生活有关，还应

注意性生活卫生。平时应加强体育锻炼，增强体质。女性泌尿道感染易复发，所以治疗一定要彻底，不能症状稍有好转便停药，最好是尿常规检查三次均正常或尿培养转阴性才停药（根据要点学生设计如何礼貌而通俗地给患者进行指导）。

注意：在进行用药指导时应根据病人的疑问及时给予解释。

【实训环境与器材】▶▶▶

模拟药房。临床诊断为慢性支气管炎、感染性肠炎、扁桃体炎、泌尿道感染、滴虫性（或念珠菌性）阴道炎、肺结核、毛囊炎、皮肤外伤后的感染处方若干。

【实训组织】▶▶▶

提供实际案例用药处方，以小组为单位，让学生通过查阅相关资料，讨论分析案例用药处方的合理性，了解处方中各药物所起的作用。每小组推荐一名同学以药师身份说出处方是否合理，并做具体解释；再由另一位同学说出如何设计礼貌地给病人解释药物的作用特点、用法用量、不良反应、禁忌证、与饮食的关系，或回答病人提出的用药问题，其他同学认真倾听。之后，各小组讨论、评价，指出不足，鼓励互相提出问题，最后教师点评。

【实训考核与评分】▶▶▶

根据学生在实训中的表现以小组为单位按考核评分标准（表 4-2）评分。

表 4-2 "抗感染药物的用药咨询与指导"技能考核评分表

项目分类	操作要点	分 值	扣 分	得 分	备 注
处方分析	根据疾病病因和药物适应证判断是否适应证用药	10分			
	根据病情轻重判断药物的给药途径是否合适、疗程是否恰当	10分			
	根据患者的性别、年龄、生理、病理特点判断是否为适宜人群用药、用量是否合适、所选剂型是否恰当	10分			
用药指导	指导内容基本完善：药品的用量、用药时间、用药方法、可能发生的ADR及处理措施、药物的贮存等	30分			
	指导内容正确，以药品使用说明书为依据	10分			
健康教育	能给予适当的健康教育。如饮食指导、健身指导等	10分			
服务礼仪	对待咨询者有礼貌、有耐心	5分			
	能使用行业服务用语	5分			
	能运用一定的语言沟通技巧和咨询者进行有效、良好的沟通	5分			
	语气温和、语言清晰	5分			
	合 计	100分			

【想想做做】▶▶▶

1. 抗菌药物治疗性应用的基本原则

2. 病例分析

（1）通过查找相关资料了解所给疾病的病因、症状、体征、常规实验室检查。

（2）分析处方的合理性（将抗菌药合理应用原则与处方中具体药物结合分析，若有不合理时，如何修改）。

（3）给予病人用药指导，并设计病人可能出现的疑问及如何给予解释。

病例一：一名慢性肝炎患者，因感觉咽喉疼痛三天就诊。体格检查：体温：37.8℃，双侧扁桃体Ⅱ度肿大，并有脓点。血象检查发现白细胞和中性粒细胞均升高。诊断：急性化脓性扁桃体炎。

Rx

　　注射用青霉素钠　40万U×16

　　用法：　　　　　80万U，bid，im

四天后，症状好转，改为下列治疗后痊愈。

　　阿莫西林胶囊　0.25g×24

　　用法：　　　　　0.5g，tid，po

病例二：一女性患者，两天前感到双眼发烫、畏光、像进入沙子般不适。今天早晨起床时，眼皮被分泌物粘住，不易睁开，畏光加重，流泪，疼痛难忍来就诊。体格检查：眼皮红肿，结膜高度充血、水肿，分泌物多，呈黏液脓性。诊断：细菌性结膜炎。

Rx

① 15%磺胺醋酰钠滴眼液　1支

　　用法：1～2滴/次　每2h 1次　滴眼用

② 环丙沙星眼膏　1支

　　用法：睡前适量涂眼

实训项目三　特殊人群的用药咨询与指导

【工作任务】▶▶▶

特殊人群用药的处方分析与准确的用药指导。

【实训目的】▶▶▶

培养学生学会应用已学的专业知识，主要是临床中特殊人群常见疾病的症状、常规实验室检查结果、临床常用药物的适应证、不良反应、用药注意事项、禁忌证等，根据特殊人群的生理或病理特点、病情、经济状况、生活饮食习惯、用药后的不良反应、特殊人群的用药原则等为咨询者提供药物的使用指导，或作出就医的建议。

【操作程序】▶▶▶

> 学生的素质要求（穿戴整齐洁净的工作服帽、佩戴胸卡；态度亲切，语气温和）

> 询问患者疾病的病因、症状、体征，或查看实验室检查结果

> 根据疾病病因和药物适应证判断是否为适应证用药

> 根据疾病症状（病情轻重）和药物剂型及药物治疗疗程判断药物的给药途径是否合适？疗程是否恰当？

　　↓

> 根据患者（性别、年龄、生理特点、病理特点）和药物（药物的用法用量、禁忌证、注意事项、ADR及小儿、老年人、孕妇、哺乳期妇女用药）两方面情况判断是否为适宜人群用药？用量是否合适？所选剂型是否恰当？

> 给予患者合适的用药建议和用药指导、药物使用注意事项，包括用药时间、方法、可能发生的ADR及处理措施、药物的贮存

> 健康教育，包括饮食指导

【实例解析】▶▶▶

　　例：对老人用药的指导

　　药师："老伯，您好，请问您有什么需要？"

　　老伯："哦，是这样，我最近老是睡不好，我的老邻居说他以前这种情况服用了鲁米那后睡眠好了，不知道我用这个药行不行。另外我的血糖近期控制得不理想，医生帮我调整了用药，我也想问问糖尿病治疗时要注意的一些问题。"

　　药师："哦，请问您有把病历带来吗？"

　　老伯："有，给你。"

　　药师："我看看，哦，您现在改用胰岛素和美迪康治疗糖尿病。"

　　老伯："对。"

　　药师："老伯，血糖控制不理想，令你烦心睡不着吧？"

　　老伯："可不是，平时我睡眠还可以的。"

　　药师："老伯，其实您不用担心，只要按医生的调整方案治疗，过一段时间血糖就会逐渐控制下来，您要知道，睡眠不佳会影响降糖效果的。所以您要放宽心。当然，针对您目前的睡眠状况，适当使用催眠药是可以的，但是鲁米那这种药并不好，老人对其敏感性高，副作用大，容易产生依赖现象，现在都少用了，您可以跟医生咨询下是否用替马西泮更好些，因为该药作用持续时间短，副作用少，更适合老人，况且价格也较便宜。另外当睡眠有好转，就不必长期服用安眠药了。"

　　老伯："好的。不过，我没用过胰岛素，护士只是教了我如何注射，能给我详细介绍一些注意事项吗？"

　　药师："可以啊，您请坐，我给您慢慢讲。首先要知道糖尿病属于慢性疾病，需要终身治疗，所以要按医嘱坚持用药。使用胰岛素治疗不需要有思想负担，掌握正确的注射方法及防止不良反应很重要。胰岛素最常见的不良反应是低血糖反应，由于老人对药物代谢率低，更易发生，另外因老人对低血糖反应不敏感，危险性更大，所以一定要严格控制剂量，视力不好可借助放大镜或请家人帮助，避免用错剂量；注射后进食前不宜过度活动及洗澡，注射后半小时左右要进食。低血糖反应的早期症状为无力、饥饿、眼花、出冷汗、心悸、兴奋、颤抖等，出现低血糖症状，应立即进食，必要时到医院就诊，所以平时可随身携带几颗糖果或饼干以备用，还要防止夜间低血糖。另外注射时选择不同部位轮流注射可减少注射部位脂肪萎缩。用药期间要定期到医院检查尿糖、血糖。

　　胰岛素于高温下易失效，记住要保存在2～8℃的冰箱内。

老伯，治疗糖尿病要保持心情舒畅，冬天注意保暖，预防感冒，避免不良诱因。严格控制饮食，忌暴饮暴食。保持大便通畅。按时服药，为了避免漏服，可用定时闹钟或让家人提醒，适当的活动对治疗也有益处。

好了，我把刚才所说的简单的记下来了，您回去再慢慢认真地看看，我把电话号码留给您，有不明白的欢迎咨询。"

老伯："好的，非常感谢你！"

药师："不客气，请走好。"

【实训环境与器材】▶▶▶

有药学服务区域的模拟药房。

【实训组织】▶▶▶

小组竞赛法、角色扮演法。

临床诊断为老年功能性便秘、失眠、老年糖尿病合并肾功能下降、高血压合并前列腺肥大、骨质疏松症、妊娠高血压综合征、妊娠腹泻、妊娠真菌性阴道炎、小儿秋季腹泻、小儿哮喘、小儿感冒案例若干。每组以两个同学为单位，挑选一个案例，设计用药咨询指导内容，在小组内进行模拟，其他同学认真观看，小组内讨论、评价、完善或提出不同处理方式，之后，每组推荐一例参加全班比赛，评出名次，最后教师点评。

【实训考核与评分】▶▶▶

根据学生在实训中的表现以小组为单位按考核评分标准（表 4-3）评分。

表 4-3　"特殊人群的用药咨询与指导"技能考核评分表

项目分类	操作要点	分　值	扣　分	得　分	备　注
用药指导内容	能结合特殊的咨询人群生理、病理特点	30 分			
	指导内容基本完善：药品的用量、用药时间、用药方法、可能发生的 ADR 及处理措施、药物的贮存等	30 分			
	指导内容正确，以药品使用说明书为依据	10 分			
健康教育	能给予适当的健康教育。如饮食指导、健身指导等	10 分			
服务礼仪	能结合特殊的咨询人群的身体状况，给予相应的服务	3 分			
	能使用行业服务用语	2 分			
	能运用一定的语言沟通技巧和咨询者进行有效良好的沟通	5 分			
	语气温和、语言清晰	5 分			
	避免咨询者难堪	5 分			
	合　计	100 分			

【想想做做】▶▶▶

1. 一位焦急的妈妈带着一名小儿来咨询药物用法及治疗期间注意事项。

基本情况：小儿，4 岁，国庆节外出游玩，昨天回来后出现发热、咳嗽，家长以为"感冒"给予"小儿感冒颗粒"冲服；今天小儿大便次数增多，一上午已排六次，水样，有少量黏液，无腥臭味。并伴有呕吐。体格检查：体温 37.5℃，精神较差，眼窝略凹陷，口腔黏膜干燥，肠鸣音亢进，余未见异常。已就诊。医生诊断为"秋季腹泻"，采用蒙脱石散和肠道微生态制剂治疗。

请你与同学一起采用角色扮演法演练如何接待咨询并给予指导。

2. 一孕妇咨询妊娠糖尿病。

基本情况：女，妊娠 15 周，最近出现明显的多食、多饮、多尿，但消瘦的"三多一少"症状，间或伴有呕吐，自觉疲乏无力，近两周来便秘严重，3～4 天大便一次。检查发现：血糖 12mmol/L，尿糖（＋＋＋）。已就诊。医生诊断为"妊娠糖尿病"，采用胰岛素治疗糖尿病，开塞露治疗便秘。

请你与同学一起采用角色扮演法演练如何接待咨询并给予指导。

实训项目一　购进过程药品质量保证

【工作任务】▶▶▶

按药品购进程序购进合法、合格药品并建立相关档案。

【实训目的】▶▶▶

培养学生学会按药品购进程序购进合法、合格药品并建立相关档案的能力，树立药品质量第一的职业意识。

【操作程序】▶▶▶

学生的素质要求（穿戴整齐洁净的工作服帽、佩戴胸卡；认真仔细，药品质量第一）

向供货单位销售人员

供应商的资质及质量信誉审核
索取《药品生产许可证》(《药品经营许可证》)和《营业执照》、GMP或GSP认证证书、组织机构代码证、税务登记证的复印件，还有企业开户行及其账号等信息资料（以上资料均需盖有供货单位原印章）。登录 www.sfda.gov.cn 的数据库查询其《药品生产（经营）许可证》和GMP或GSP认证证书的合法、有效性，注意其实际经营方式、经营范围应与证照内容一致。

并索取进行相关审核资料

拟购进药品的合法、可靠性审核
索取拟购进药品的药品注册批件、质量标准和省级药品检验所的药品检验报告书复印件（均需加盖供货单位质量管理部门的原印章）。进口药品需提供加盖供货单位原印章的进口药品注册证和进口药品检验报告书的复印件。登陆 www.sfda.gov.cn 的数据库查询其药品注册批件和质量标准或进口药品注册证的合法有效性。

供货单位药品销售人员合法性审核
索取加盖供货单位原印章和供货单位法定代表人签章的"企业法人代表委托授权书"原件、购销员上岗证及其身份证复印件。注意审查被委托授权人、委托授权的范围、权限和有效期限等有关项目的真实有效性。

首营企业审批和首营品种审批
填写首营企业和首营品种审批表（表5-1和表5-2）

签订质量保证协议书（表5-3）

签订有明确质量条款的购进合同或以其他方式下订单

建立供应商档案和药品质量档案

表 5-1　首营企业审批表

经办人：　　　　　　　　　　　　　　　　　　　日期：　年　月　日

企业名					
地　址					
电　话		传　真			
法人代表		税　号			
开户银行		银行账号			
营业执照		经营方式		有效期至	
药品生产(经营)许可证号		经营方式		有效期至	
业务联系人基本情况	姓名	法人委托书有效期至		身份证号	上岗证号
供货单位质量保证体系情况					
采购部意见					
	签名：　　　　　　日期：年　月　日				
质管部意见					
	签名：　　　　　　日期：年　月　日				
总经理审批					
	签名：　　　　　　日期：年　月　日				

注：1.必须提供的资料的复印件（加盖企业红章）

①企业营业执照；②药品经营（或生产）许可证；③GSP、GMP等质量体系证书；④税务登记证；⑤法人委托书（原件）；⑥业务员身份证及购销员证（复印件）；⑦质量保证协议书（原件）。

2.本表一式两份：采购部、质管部各一份。

表 5-2 首营品种审批表

经办人：　　　　　　　　　　　　　　　　　　　　　　　日期：　年　月　日

药品名称		商品名	
剂　型		规　格	
批准文号		包　装	
质量标准		有效期	
零售价		批发价	购进实价	
生产企业		地　址	
药品生产许可证		营业执照注册号	
GMP 证书编号		药品贮存条件	
适应证或功能主治			
采购原因			
	采购员：　　　日期：年 月 日		
采购部主管意见			
	签名：　　　日期：年 月 日		
质管部意见			
	签名：　　　日期：年 月 日		
主管质量经理意见			
	签名：　　　日期：年 月 日		
总经理审批			
	签名：　　　日期：年 月 日		

注：1. 必须提供以下资料复印件（加盖企业红章）

①药品注册批件（进口药品为《进口药品注册证》或《医药产品注册证》）；②质量标准；③近期药品检验报告书（进口药品为"进口药品检验报告书"）；④药品包装、标签、说明书实样；⑤物价批文。

2. 药品生产许可证、营业执照、相应剂型 GMP 认证证书见首营企业资料。

3. 本表一式两份，采购部、质管部各存一份。

表 5-3　药品质量保证协议书

甲方(供货方)：

乙方(购货方)：

　　为了加强药品质量管理,保证人民群众用药安全有效,根据《中华人民共和国药品管理法》、《药品经营质量管理规范》等国家有关药品管理的法律、法规,甲乙双方就药品购销质量问题达成以下协议。

　　一、甲方责任

　　1. 甲方根据与乙方签订的购销合同或乙方的购货计划,给予供货。

　　2. 甲方供乙方药品时,须按有关规定提供合格的证照及相关资料,并确保药品符合以下质量条款：

　　① 药品质量符合国家法定标准和有关要求；

　　② 整件药品附产品合格证；

　　③ 药品包装符合有关规定和货物运输要求；

　　④ 提供进口药品时,供方应提供符合规定的证书和文件。

　　3. 药品有效期内,如因药品质量问题引致损失,甲方需要按国家有关法律法规赔偿乙方。

　　二、乙方责任

　　1. 乙方有义务向甲方提供合法经营的加盖本企业公章的证照复印件。

　　2. 乙方有权按国家的有关规定,要求甲方提供合法证照及其他必须提供的有效证件。

　　3. 乙方有必要时,可对甲方的药品和质量保证体系进行调查,以确保药品质量安全有效。

　　三、违约责任

　　1. 甲方提供的药品如有质量问题,属甲方责任的,甲方必须承担相应的全部法律责任和经济责任。

　　2. 乙方质量验收人员入库验收时怀疑该药品质量有问题,有权拒收,如有争议,可委托药监部门认可的药检部门检验,结果不合格的,甲方支付药检费及赔偿经济损失。属合格品的则乙方支付药检费。

　　3. 供给乙方的药品,如因乙方未能按 GSP 及有关规定做好仓贮和运输工作,造成甲方的药品产生质量问题的,由乙方承担损失。

　　四、其他

　　1. 本协议书从双方签字盖章之日起生效,其他未尽事宜,双方本着友好的原则协商解决,协商不成,到乙方所辖地的法院起诉。

　　2. 本协议一式两份,双方各执一份,自双方签字之日起生效。

　　3. 本协议书生效后有效期为　　　　年　月　日至　　　　年　月　日。

甲方(盖章)：　　　　　　　　　　　乙方(盖章)：

负责人：　　　　　　　　　　　　　负责人：

　　　　　　　　　　　　　　　　　签约日期：二〇　　年　月　日

【相关链接】▶▶▶

1. 购进人员岗位职责

按需进货, 择优选择合法经营和信誉好的企业购进药品, 不与非法药品经营单位发生业务联系, 保证购进药品质量, 保证价格公平合理。购进药品有合法票据。严格按规定进行首营品种、首营企业的审批, 经批准后方可签订合同进货。与供应商明确落实药品的退、换货条款, 减少双方矛盾。

2. 首营品种

指本企业向某一药品生产企业首次购进的药品。

【实训环境与器材】▶▶▶

模拟药房。药品生产企业、药品经营企业的全套基本资料若干, 各企业所经营药品的资料若干, 相关表格, 档案盒。

【实训组织】▶▶▶

(1) 教师和几个学生一起采用角色扮演法分别示范从某一药品生产企业或药品经营企业购进某一药品的整个流程操作及注意要点。结合实际正确完整的供应商和药品质量资料，教师引导学生分析资料的种类及辨别资料真伪的要点。

(2) 分发给每个学生一套企业资料和药品资料，按购进程序进行审核，审核合格的签订质量保证协议书和有明确质量条款的购进合同。同时建立供应商档案和药品质量档案。

(3) 小组交流购进过程遇到的问题及操作注意要点。

(4) 教师点评 教师针对学生们的药品购进实训做一个总结。

【实训考核与评分】▶▶▶

教师按药品购进技能考核评分表（表5-4）以小组为单位对上述实训进行考核。

表5-4 "购进过程药品质量保证"技能考核评分表

项目分类	操作要点	分 值	扣 分	得 分	备 注
资料的索取及审查	审查资料是否完整，能说出所缺资料名称	20分			
	审查资料是否合法、有效。能直接或通过上网查询等方式判断资料是否合法、有效	20分			
首营审批	首营企业、首营品种审批表格填写是否规范（即有无涂改、缺项或填写错误等），每项扣2分至本项分扣完为止	20分			
	审核部门是否清楚	5分			
签订质量保证协议书	有签订得分，无签订不得分	10分			
建立供应商档案和药品质量档案	能分别建立资料正确完整的供应商档案和药品质量档案	15分			
职业素养	与人协作沟通能力，工作责任心，药品质量第一职业意识	10分			
合 计		100分			

【想想做做】▶▶▶

1. 某药品经营企业欲购进深圳翰宇药业有限公司生产的规格为10mg的注射用胸腺五肽，首营审核时发现，供应商提供的药品注册批件是规格为1mg的注射用胸腺五肽，请问可替代吗？你该如何处理？

2. 深圳立健药业有限公司生产的注射用头孢他啶有多种规格，0.5g规格的批准文号为国药准字H20046160，1.0g规格的批准文号为国药准字H20046162，1.5g规格的批准文号为国药准字H20046163，请问哪个规格的为药品注册批件，哪个规格的为药品补充申请批件，批准文号的有效期相同吗？有效期由哪份批准证明文件决定。

3. 欲购进某制药企业生产的注射剂，首营审核时发现，其提供的GMP证书的认证范围不包括注射剂，请问该如何处理？

4. 某药店欲购进修正药业集团有限公司的酚咖麻敏胶囊，业务员提供了该药业公司的《药品生产许可证》、《营业执照》、《药品注册批件》、《物价批文》、《药品检验报告书》的复印件，请问建立供应商档案还缺什么资料？建立药品质量档案还缺什么资料？

实训项目二 验收过程药品质量保证

【工作任务】▶▶▶

按药品验收程序验收药品,填写验收记录并建立相关档案。

【实训目的】▶▶▶

培养学生学会按药品验收程序、根据验收标准对购进药品进行验收并填写验收记录;对验收不合格的药品会按规定程序处理的能力;树立药品质量第一的职业意识。

【操作程序】▶▶▶

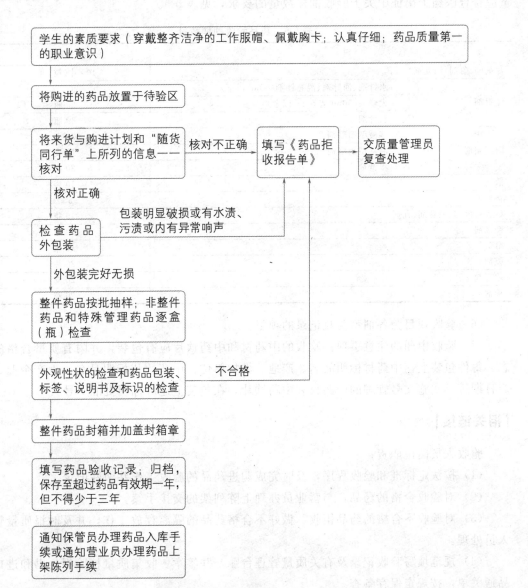

【注意事项】▶▶▶

（1）每批药品应附加盖有供货单位质量管理部门原印章的该批药品出厂检验报告书。为进口药品时，应对照实物收取加盖有供货单位质量管理部门原印章的该批号药品的《进口药品检验报告书》（或《进口药品通关单》）、《进口药品注册证》（或《进口药材批件》）的复印件。

（2）整件包装内应有产品合格证。

（3）验收时限：一般药品24h内，冷藏药品2h内。

（4）特殊管理药品要求双人验收。

（5）抽样数量：每批在50件以下，取2件，50件以上每增加50件多抽1件，不足50件以50件计。在每件中从上、中、下不同部位抽取3个以上小包装进行检查，具体数量应符合医药上岗证中关于验收抽样数量的要求，见表5-5。

表5-5　药品验收抽样数量

剂　　型		抽样数量
片剂（胶囊剂、滴丸剂）		100片（粒、丸）
注射剂	水针剂、油针剂、混悬针剂（50ml以下）	200支
	大输液（50ml或50ml以上）	20瓶
	粉针剂	40瓶
眼用制剂	溶液型滴眼剂	30支
	混悬型滴眼剂	10支
	眼膏剂	20支
散剂		10袋
颗粒剂		5瓶
口服溶液剂、混悬剂、乳剂		10瓶
糖浆剂		10瓶
酊剂		10瓶
膜剂		20片
软膏剂		20支
栓剂		20粒

（6）验收项目为各剂型验收记录的项目。

（7）验收中药的注意事项：验收的中药材和中药饮片应有包装，并附有质量合格的标志。每件包装上，中药材标明品名、产地、供货单位；中药饮片标明品名、生产企业、生产日期等。实施文号管理的中药材和中药饮片，在包装上还应标明批准文号。

【相关链接】▶▶▶

验收人员岗位职责

（1）按法定标准和验收程序，及时完成购进药品的验收工作并做好记录。

（2）对验收合格的药品，与营业员办理上陈列架的交接手续。

（3）对验收不合格的药品拒收，做好不合格药品的隔离存放工作，并及时报质量管理人员处理。

（4）规范填写验收记录及有关质量管理台账，并签章。收集质量检验报告书和进口药品通关单，按规定保存备查。

（5）收集质量信息，配合质量管理员做好药品质量档案工作。验收中发现的质量变化情况及时报质量管理人员。

【实训环境与器材】▶▶▶

设置动态待验区的模拟药房。准备相应剂型的验收仪器用具、随货同行单及相应药品若干。

【实训组织】▶▶▶

（1）教师示范验收某批号药品的整个流程操作及注意要点。

（2）以小组为一药房单位组织，确定本组采购员、验收员、质量管理员、保管员、营业员等角色。每小组购进一定数量的某批号药品，验收员按药品验收程序进行验收操作，本组其他组员可提示纠正，所有组员均需填写验收记录。另一组在旁观看。再换组操作。注射剂外观质量验收记录见表5-6，片剂、胶囊剂外观质量验收记录见表5-7。

（3）教师点评。

表 5-6　外观质量验收记录（注射剂）

验收日期：　　　年　　月　　日

药品通用名称		规　　格		注册商标	
产品批号		生产日期		有效期至	
生产企业		批准文号或进口药品注册证号			
供货单位		进仓日期		进货凭证号	
单　　位		数　　量		件　　数	
合格证	有□　无□	OTC	是□　否□	贮藏条件	
包装情况		外：	中：	内：	

剂型	外观质量检查内容													
水针剂	色泽	结晶析出	混浊沉淀	封口漏气	长霉	焦头	冷爆	裂瓶	白点	白块	色点	色块	纤维	玻璃屑	玻璃瓶印字
粉针剂	色泽	粘瓶	吸潮	结块	溶化	异物	黑点	萎缩	冷爆	焦头	裂瓶	瓶盖松动	封口漏气	玻璃瓶印字
油针剂	色泽	混浊	长霉	异嗅	酸败	冷爆	裂瓶	封口漏油	玻璃瓶印字					
悬混剂	色泽	长霉	焦头	冷爆	裂瓶	色点	分层	封口漏气	玻璃瓶印字					

抽查产品批号及数量		有问题项目及每项百分率	
验收结论		验收人	

说明：记录质量检查一项，外观验收无问题的在各项下填上"0"，有问题的在各项上填上数量，并在"有问题项目每项百分率"一栏填上每个问题数量占抽查数量的百分率。

表 5-7 外观质量验收记录（片剂、胶囊剂）

验收日期： 年 月 日

药品通用名称		规　格		注册商标		
产品批号		生产日期		有效期至		
生产企业		批准文号或进口药品注册证号				
供货单位		进仓日期		进货凭证号		
单　位		数　量		件　数		
合格证	有□ 无□	OTC	是□ 否□	贮藏条件		
包装情况	外：		中：		内：	

剂型	外观质量检查内容																
片剂	素片	色泽	斑点	异物	麻面	吸潮	粘连	溶化	发霉	花斑	边缘不整	松片	粉尘	毛边			
	包衣片	色泽	黑点	斑点	异物	花斑	瘪片	异形片	龟裂	脱壳	掉片	爆裂	粘连	霉变	片心变色	变软	溶化
胶囊剂	硬胶囊	色泽	漏药	破裂	变形	粘连	异嗅	霉变	生虫	砂眼	虫眼						
	软胶囊	色泽	漏油	破裂	变形	粘连	粘瓶	异嗅	胶丸气泡	畸形丸							

抽查产品批号及数量		有问题项目及每项百分率	
验收结论		验收人	

说明：记录质量检查一项，外观验收无问题的在各项下填上"0"，有问题的在各项上填上数量，并在"有问题项目每项百分率"一栏填上每个问题数量占抽查数量的百分率。

【实训考核与评分】▶▶▶

教师按"验收过程药品质量保证"技能考核评分表（表 5-8）以小组为单位对上述实训进行考核。

表 5-8 "验收过程药品质量保证"技能考核评分表

项目分类	操作要点		分值	扣分	得分	备注
验收步骤与验收内容	将购进的药品放置于待验区		5分			
	将来货与随货同行单上所列信息一一核对。缺一项或错一项扣2分，至本项扣完为止。未核对不得分		10分			
	规范检查药品外包装。未检查不得分		10分			
	抽样	抽样操作规范	5分			
		抽样数量符合要求	10分			
	外观性状的检查和药品包装、标签、说明书及标识的检查	检查项目完全	10分			
		各项检查操作规范	20分			
		检查结果判断正确	10分			
	填写验收记录	验收记录填写规范。缺一项或错一项扣2分，至本项扣完为止	10分			
职业素养	与人协作沟通能力，工作责任心，药品质量第一的职业意识		10分			
合　计			100分			

【想想做做】▶▶▶

1. 一般药品的验收时限为：

A. 4h内　　　B. 8h内　　　C. 12h内　　　D. 24h内　　　E. 48h内

2. 冷藏药品的验收时限为：

A. 1h内　　　B. 2h内　　　C. 4h内　　　D. 6h内　　　E. 8h内

3. 现有一批药品到货，共102件，验收员验收抽样该抽多少件：

A. 1件　　　B. 2件　　　C. 3件　　　D. 4件　　　E. 5件

实训项目三　养护过程药品质量保证

【工作任务】▶▶▶

按药品养护程序养护药品并建立相关档案。

【实训目的】▶▶▶

培养学生学会养护药品的内容和方法、填写药品养护等记录，学会建立药品养护档案；对养护中发现的不合格药品会按规定程序处理，树立药品质量第一的职业意识。

【操作程序】▶▶▶

学生的素质要求（穿戴整齐洁净的工作服帽、佩戴胸卡；认真仔细；药品质量第一的职业意识）

↓

每天上午、下午对药房温、湿度进行监测和记录。温、湿度超范围及时采取调控措施

↓

依据药品的特性进行科学养护 ┈┈ 中成药、西药的养护主要是检查贮存条件是否符合其质量标准中"贮藏"项下的规定。
中药依据性质采取干燥、熏蒸、晾晒等养护措施，根据实际需要采取防尘、防潮、防污染以及防虫、防鼠、防鸟等措施。出现质量问题，立即采取补救措施。

↓

对库存和陈列药品进行循环质量检查 ──质量不合格──▶ 放置"暂停发货"的黄色标志牌于货位 ──▶ 填写"药品质量复查通知单"（表5-9） ──▶ 报告质量管理员复查处理

↓质量合格

填写药品养护记录并建立档案（表5-10）

↓

每月汇总、分析和上报养护检查、近效期或长时间陈列和贮存的药品等质量信息。每月填报近效期药品催销表（表5-11），报质量管理员

↓

定期对企业的养护用仪器设备、温、湿度监控仪器等检查维护，并填写仪器设施设备维修保养登记表

表 5-9　药品质量复查通知单

药品通用名称（商品名）		剂型		规格	
生产厂家		产品批号			
有效期		数量		存放地点	
购进日期		供货单位			

复查原因：

验收员（养护员）：　　年 月 日

质量复查结论：

质量部门：　　年 月 日

表 5-10　药品养护档案

药品名称		剂型		规格	
商品名		批准文号		建档日期	
生产企业		生产地址			
质量标准		贮藏要求			
养护方法		包装情况	内： 中： 外：		

药品质量状况摘要

日期	产品批号	药品质量状况	养护员

表 5-11　近效期药品催销表

填表日期：　　年　月　日　　　　　　　填表人：

药品通用名称	商品名	剂型	规格	单位	数量	产品批号	生产厂家	有效期至

【注意事项】▶▶▶

（1）循环质量检查周期　依据药品流转情况，季节变化和市场药品质量动态而定。一般来说，重点养护药品周期为一个月一次；一般药品周期为三个月一次。

（2）有下列情况之一的为重点养护品种　首营品种、主营品种、贵重品种、质量不稳定的、发生过质量事故的、离失效期不到半年的（近效期的）、贮藏时间长的（一年以上）。

【实训环境与器材】▶▶▶

模拟药房。准备若干个养护区域（每区域含重点养护品种两个，如近效期药品一个、变质维生素 C 片或其他变质药品）。温湿度计及温湿度记录表（温湿度记录表见表 5-12）、空调、冰箱及仪器设备使用记录表（表 5-13）、设备维修、保养记录表（表 5-14）等相关记录表，"暂停发货"的黄色标志牌。

表 5-12　温湿度记录表

_____年___月　　适宜温度范围_____～___℃　　　适宜相对湿度范围_____～___%

日期	上午(10:00)						下午(15:00)					
	店内温度/℃	相对湿度/%	调控措施	采取措施后温度/℃	相对湿度/%	记录员	店内温度/℃	相对湿度/%	调控措施	采取措施后温度/℃	相对湿度/%	记录员
1												
2												
3												
4												
5												
6												
7												
8												
9												
10												
11												
12												
13												
14												
15												
16												
17												
18												
19												
20												
21												
22												
23												
24												
25												
26												
27												
28												
29												
30												
31												

表 5-13　仪器设备使用记录表

仪器设备名称：

日期	使用时间	用途	仪器设备状况	使用人

表 5-14　设备维修、保养记录表

设备名称：

日期	维修、保养内容	维修保养后设备状况	维修保养人

【实训组织】▶▶▶

（1）教师示范养护药品的日常工作流程及注意要点。

（2）以小组为一药房单位组织，确定本组养护员、质量管理员等角色。给定一定养护区域，每小组的养护员进行日常养护工作，本组其他组员可提示纠正，所有组员均需填写养护记录（注：在此只填写重点养护品种的）及其他相关记录。另一组在旁观看。再换组操作。

（3）教师点评。

【实训考核与评分】▶▶▶

教师按"养护过程药品质量保证"技能考核评分标准以小组为单位对上述实训进行考核。考核评分表见表 5-15。

表 5-15　"养护过程药品质量保证"技能考核评分表

项目分类	操作要点	分　值	扣　分	得　分	备　注
陈列药品的 质量检查	检查操作规范	20 分			
	检查结论正确	10 分			
发现不合格 品的处理程序	处理流程正确:挂"暂停发货"的黄色标志牌→填写"药品质量复查通知单"→报告质量管理员复查(缺一步骤或错一步骤扣 5 分)	15 分			
温、湿度监控	正确观测并记录温、湿度	10 分			
	温、湿度超范围的调控措施正确(若当时温、湿度未超范围,则此项可采用提问方式进行)	10 分			
仪器设施设 备的维护保养	维护保养操作规范	5 分			
	维护保养内容正确(可采用提问方式进行)	5 分			
	维护保养记录填写规范	5 分			
其他记录	记录填写规范(缺一项或错一项扣 2 分,至本项分扣完为止)	10 分			
职业素养	与人协作沟通能力,工作责任心,药品质量第一职业意识	10 分			
	合　计	100 分			

【想想做做】▶▶▶

1. 当药房相对湿度低于 45％时,应采取什么措施?采取措施后过多长时间观察温湿度计?

2. 养护员对药房药品进行养护周期为多长?养护方式有哪几种?

3. 重点养护品种包括哪些?

实训项目四　销售过程药品质量保证

【工作任务】▶▶▶

按相关制度要求销售处方药、非处方药、拆零药,保证药品质量。

【实训目的】▶▶▶

培养学生学会按相关制度要求销售处方药、非处方药、拆零药。学会填写药品拆零登记表等记录,树立药品质量第一的职业意识。

【操作程序】▶▶▶

1. 销售处方药、非处方药

学生的素质要求(穿戴整齐洁净的工作服帽、佩戴胸卡;认真仔细,药品质量第一)

处方药必须由执业药师或药师(含驻店药师)依据医生开具的处方调配、销售,不得采用开架自选的方式销售;处方药销售后要做好记录,处方保存两年备查。顾客必须取回处方的,应做好处方登记。不得直接向患者推荐、销售处方药。

非处方药可不凭处方出售,执业药师或药师(含驻店药师)应负责对药品的购买和使用进行指导。

2. 销售拆零药

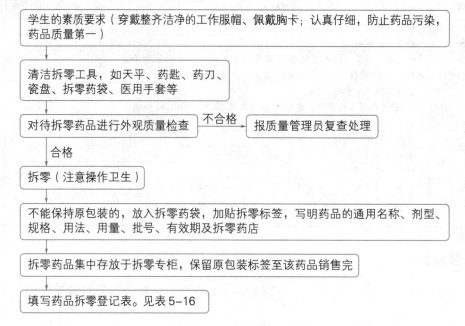

表5-16　药品拆零登记表

拆零日期	药品通用名称	商品名	规格	批号	有效期至	拆零数量	生产企业	经办人	销完日期

【注意事项】▶▶▶

（1）销售药品所使用的计量器具应经计量检定机构检查合格并在有效期限内。

（2）药品销售人员不得患有精神病、传染病或其他可能污染药品的疾病。每年定期进行健康检查。

（3）设专门人员负责药品拆零销售。拆零人员必须每年参加健康体检，合格后方可做作业拆零销售工作。

【实训环境与器材】▶▶▶

设置拆零专柜的模拟药房。药匙、药刀、瓷盘、拆零药袋、医用手套等拆零工具，药品拆零登记表。

【实训组织】▶▶▶

1. 布置任务

任务一：顾客到社会药店未持方要求买抗生素，药品销售人员如何按有关要求正确处理？

任务二：顾客到社会药店持方买双八面体蒙脱石散 3 包，如何销售？

2. 学生准备

以小组为单位（约 15 人/组），小组成员一起讨论处理情节。

3. 学生执行任务

每组推选代表采用角色扮演法演练。

4. 他组成员评价

可提出完善意见。

5. 教师点评

【实训考核与评分】 ▶▶▶

教师对每组的上述实训按"销售过程药品质量保证"技能考核评分表进行考核，评分表见表 5-17。

表 5-17　"销售过程药品质量保证"技能考核评分表

项目分类	操作要点	分　值	扣　分	得　分	备　注
处方药销售	是否凭处方销售	10 分			
	是否由执业药师或药师(含驻店药师)进行处方调配	10 分			
	处方调配操作规范	10 分			
拆零销售	拆零前检查药品外观质量	10 分			
	拆零工具清洁、卫生	10 分			
	存放于拆零专柜	10 分			
	拆零后无原包装的放入拆零药袋	10 分			
	加贴拆零标签	10 分			
	拆零标签填写规范(缺一项或错一项扣 2 分,至本项分扣完为止)	10 分			
职业素养	与人协作沟通能力,工作责任心,服务礼仪,药品质量第一的职业意识	10 分			
合　计		100 分			

【想想做做】 ▶▶▶

1. 销售药品所使用的计量器具要经计量检定吗？
2. 拆零人员必须每年参加健康体检吗？
3. 准备一种药品，学生进行拆零销售操作。

实训项目五　药品不良反应的报告

【工作任务】 ▶▶▶

按相关制度要求进行药品不良反应（ADR）的监测和报告。

【实训目的】 ▶▶▶

培养学生学会按相关制度要求进行药品不良反应的监测和报告。学会填写《药品不良反应/事件报告表》。树立确保人体用药安全、有效的职业意识。

【操作程序】▶▶▶

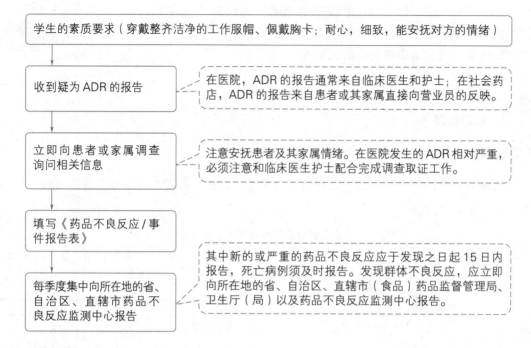

学生的素质要求（穿戴整齐洁净的工作服帽、佩戴胸卡；耐心，细致，能安抚对方的情绪）

收到疑为 ADR 的报告 ┄┄ 在医院，ADR 的报告通常来自临床医生和护士；在社会药店，ADR 的报告来自患者或其家属直接向营业员的反映。

立即向患者或家属调查询问相关信息 ┄┄ 注意安抚患者及其家属情绪。在医院发生的 ADR 相对严重，必须注意和临床医生护士配合完成调查取证工作。

填写《药品不良反应/事件报告表》

每季度集中向所在地的省、自治区、直辖市药品不良反应监测中心报告 ┄┄ 其中新的或严重的药品不良反应应于发现之日起 15 日内报告，死亡病例须及时报告。发现群体不良反应，应立即向所在地的省、自治区、直辖市（食品）药品监督管理局、卫生厅（局）以及药品不良反应监测中心报告。

【相关链接】▶▶▶

（1）药品不良反应是指合格药品在正常用法、用量下出现的与用药目的无关或意外的有害反应。

（2）可疑药品不良反应是指怀疑而未确定的不良反应。

（3）新的药品不良反应是指药品使用说明书或有关部门文献上未收载的不良反应。

（4）严重药品不良反应是指有下列情况之一者：

① 引起死亡；

② 致癌、致畸、致出生缺陷；

③ 对生命有危险并能够导致人体永久的或显著的伤残；

④ 对器官功能产生永久损伤；

⑤ 导致住院或住院时间延长。

【实训环境与器材】▶▶▶

模拟药房。药品不良反应案例，《药品不良反应/事件报告表》。

【实例解析】▶▶▶

例：患者，男性，44 岁，原患疾病为咽喉炎，2010 年 5 月 26 日 9：20 开始静脉滴注 5％葡萄糖注射液 250ml＋注射用头孢他啶 1.0g×2＋地塞米松 10mg，9：30 出现全身多处红疹、瘙痒，立即停止静脉滴注该液体，改静脉滴注 5％葡萄糖注射液 100ml＋地塞米松 10mg，肌内注射苯海拉明 10mg，9：50 症状缓解，10：05 症状消失，经医生同意离院。

　　根据药品不良反应定义、患者用药信息的了解、资料的查询、关联性分析评价，上述案例为一般的药品不良反应，填写《药品不良反应/事件报告表》，见表 5-18，并按相关法规要求网报。

制表单位：国家食品药品监督管理局

表 5-18　药品不良反应/事件报告表

新的□　　　严重□　　　一般☑　　　医疗卫生机构☑　　　生产企业经营企业□　　　个人□

编码□□□□□□□□□ * □□□□□□□□□□

单位名称：×××医院　　　部门：××科　　　电话：×××××　　　　报告日期：2010-06-03

患者姓名×××	性别:男☑女□	出生日期:1966-01-01	民族:汉族	体重(kg):60	联系方式:××××××

家族药品不良反应/事件: 有□　无☑　不详□	既往药品不良反应/事件情况: 有□　无☑　不详□

不良反应/事件名称: 皮疹、瘙痒	不良反应/事件发生时间: 2010-05-26	病历号/门诊号 (企业填写医院名称)无

不良反应/事件过程描述(包括症状、体征、临床检验等)及处理情况:

　　患者于 2010 年 5 月 26 日 9:20 开始静脉滴注 5％葡萄糖注射液 250ml＋注射用头孢他啶 1.0g×2＋地塞米松 10mg，9:30 出现全身多处红疹、瘙痒，立即停止静脉滴注该液体，改静脉滴注 5％葡萄糖注射液 100ml＋地塞米松 10mg，肌内注射苯海拉明 10mg，9:50 症状缓解，10:05 症状消失，经医生同意离院。

商品名称		通用名称(含剂型,监测期内品种用＊注明)	生产厂家	批号	用法用量	用药起止时间	用药原因
怀疑 药品	不详	注射用头孢他啶	海南海灵化学制药有限公司	1001103	2g,iv drop qd	2010-05-26～ 2010-05-26	咽喉炎
并用 药品	不详	5％葡萄糖注射液	浙江济民制药有限公司	10011536	250ml iv drop qd		平衡剂
	不详	地塞米松磷酸钠注射液	广东三才医药集团有限公司	20100364	10mg iv drop qd		消炎

不良反应/事件的结果:治愈☑　好转□　有后遗症□　表现: 　　　　　　　　死亡□　直接死因:　　　　　死亡时间:　年　月　日

原患疾病:咽喉炎

对原患疾病的影响:不明显☑　病程延长□　病情加重□ 　　　　　　导致后遗症□　　表现:　　　　导致死亡□

国内有无类似不良反应(包括文献报道):有☑　无□　不详□ 国外有无类似不良反应(包括文献报道):有□　无□　不详☑

关联性评价	报告人:肯定□　很可能☑　可能□　可能无关□　待评价□　无法评价□ 　签名:×××
	报告单位:肯定□　很可能☑　可能□　可能无关□　待评价□　无法评价□　签名:×××
	省级药品不良反应监测机构:肯定□　很可能☑　可能□　可能无关□　待评价□　无法评价□　签名:×××
	国家药品不良反应监测中心:肯定□　很可能□　可能□　可能无关□　待评价□　无法评价□　签名:×××

不良反应分析	1. 用药与不良反应的出现有无合理的时间关系?	是
	2. 反应是否符合该药已知的不良反应的类型?	是
	3. 停药或减量后,反应是否消失或减轻?	是
	4. 再次使用可疑药品后是否再次出现同样反应?	未再使用
	5. 反应是否可用并用药的作用、患者病情进展、其他治疗的影响来解释?	否

报告人职业（医疗机构）：医生□　药师☑　护士□　其他□

报告人职务职称（企业）：药师　　　　　　　报告人签名：×××

【实训组织】▶▶▶

例：患者，女性，61岁，原患疾病为颈椎病、高血压病，2010年5月7日10：10静脉滴注20％甘露醇注射液250ml（浙江济民制药有限公司，批号09122732），10：50当剩余100ml时，出现寒战、畏寒，体温36.8℃，立即停止输液，加被保暖，并遵医嘱予低流量吸氧2L/min，卧床休息，予0.9％氯化钠注射液20ml＋地塞米松磷酸钠5mg静脉注射，异丙嗪25mg肌内注射，10：57予苯海拉明20mg肌内注射，11：30分左右患者寒战、畏寒消失。

（1）学生讨论　以小组为单位，小组成员一起根据药品不良反应定义、患者用药信息的了解、资料的查询、关联性分析评价，讨论上述案例并作出是否为药品不良反应/事件的判断及如何报告。

（2）每组推选代表陈述本组的看法及报告情况，同时展示填写好的《药品不良反应/事件报告表》。

（3）教师点评。

【实训考核与评分】▶▶▶

教师对每组的上述实训按"药品不良反应的报告"技能考核评分标准进行考核，见表5-19。

表5-19　"药品不良反应的报告"技能考核评分表

项目分类	操作要点	分　值	扣　分	得　分	备　注
是否为药品不良反应/事件	判断正确得全分,错误不得分	20分			
报告程序	正确得全分,错误不得分	10分			
报告时限	正确得全分,错误不得分	10分			
填写《药品不良反应/事件报告表》	缺一项或错一项扣2分,至本项分扣完为止	50分			
职业素养	与人协作沟通能力,工作责任心,服务礼仪	10分			
合　计		100分			

【想想做做】▶▶▶

例：患者，女性，70岁，原患疾病为肺炎，2010年6月13日10：50开始静脉滴注头孢曲松钠2g（商品名：泛生舒复；台湾泛生制药厂股份有限公司；批号002067）＋5％葡萄糖注射液250ml（浙江济民制药有限公司，批号10030934）＋地塞米松磷酸钠5mg（广东三才医药集团有限公司，批号20100456），11：20出现面部多处皮疹，立即停止静脉滴注该液体，报告医生并遵医嘱静脉滴注0.9％氯化钠注射液100ml，肌内注射苯海拉明20mg，30min后症状缓解，待症状消失经医生同意离院。

1. 向患者或家属询问相关信息时，若对方情绪失控不配合，你该如何沟通？

2. 请分析上述案例并作出是否为药品不良反应/事件的判断及如何报告？

3. 填写《药品不良反应/事件报告表》。

附 录

附录 1　课程考核方式

以多项技能考核为主，分单项技能和综合技能，每项技能考核体现形成性考核（包括细分量化的操作过程和工作态度、与人沟通、团结协作、保证用药安全有效等职业道德考核），同时对实训报告及本课程教学平台——模拟药房的值班管理工作进行考核。

技能考核成绩＝操作过程（90%）＋职业道德（10%）

综合评分＝单项技能成绩（30%）＋综合技能成绩（50%）＋实训报告（10%）＋模拟药房的值班管理工作的考核（10%）

附录 2　模拟药房值班管理工作考核表

值班日期：　　　年　　月　　日　　时间：　　　　　值班人：

值班管理工作	评分标准	检查方式	自查得分	小组长查得分	教师抽查得分
药房药品陈列	是否陈列正确、整齐（20分）	查看现场			
药房温、湿度	是否采取适当控制措施并正确记录（20分）	查看温湿度记录表			
设施设备使用及使用记录	是否正确使用冰箱、空调、电脑等设施设备并填写使用记录（10分）	查看设施设备使用记录			
模拟药品出入库	正确完成药品（分配一定数目的药品到个人）购进入库、销售出库（其中一种药品）电脑操作（20分）	查看电脑药品入出库记录			
药房卫生	清洗配药台、发药台，并用酒精擦拭消毒。维护药架、桌面、地面及整体环境的清洁（10分）	查看现场			
药房安全	离开前是否关好水电门窗（10分）	查看现场			
值班安排	安排并通知下任值班人员（按学号，星期六、日不安排，节假日顺延）（10分）	询问下任值班人员是否接到通知			
合计					
考评员					

附录 3　药房人员岗位职责

一、工作时间不会客、聊天和做私事。

二、坚守岗位不得擅离职守。必须离开时，应经负责人批准并安排人员代班。

三、无特殊原因不得自行换班和无故缺勤，违反者按有关规定处理。

四、认真执行《中华人民共和国药品管理法》，严格执行麻醉药品、精神药品、医疗用毒性药品的管理制度以及处方管理制度。

五、药学专业技术人员进行处方调配时必须做到"四查十对"：查处方，对科别、姓名、年龄；查药品，对药名、规格、数量、标签；查配伍禁忌，对药品性状、用法用量；查用药合理性，对临床诊断。发出的药品应注明药品名称、用法、用量、注意事项。

六、加强与各临床科室的联系。对新增药品和紧缺药品，应主动、及时地通知临床科室并介绍新药和代用品，为临床提供用药咨询；做好医师合理用药的参谋，注意及时地纠正临床用药中的不合理现象。

七、做好药品不良反应监测工作，收集药品不良反应报告。

八、为患者（消费者）提供用药咨询服务。

九、保证药品质量，做好药品的验收、养护工作，发现药品质量隐患要及时报告处理。

十、负责编制药品请领或购进计划。

十一、认真做好交接班工作。特殊管理药品、贵重药品要当面点清，填写好交班簿，否则接班同志可以拒绝接班。如遇不能解决的问题，应及时向药房负责人请示汇报。

十二、工作时着清洁工作衣，挂牌服务。

十三、下班前应做好药品补充和清洁卫生工作。

十四、指导实习和进修人员工作。

附录 4 药物最佳服用时间

服药时间	药品示例	说　　明
空腹（清晨）	驱虫药	使药迅速入肠，并保持较高浓度
	盐类泻药如硫酸钠、硫酸镁等（服用后应多饮水）	使药迅速入肠发挥作用，服后 4～5h 致泻
	青霉胺	食物可减少其吸收
睡前（一般指睡前 15～30min）*	泻药如大黄、酚酞等	服后 8～12h 见效，可在睡前服下，第二日上午排便
	催眠药（入睡快的，如水合氯醛，可在临睡时服，入睡较慢的，如巴比妥，服后半小时至 1h 起作用，应提早服）	使适时入睡
	驱虫药使君子等，抗肿瘤药甲酰溶肉瘤素、甲氧芳介等	
饭前（食前 30～60min）**	苦味药如龙胆、大黄等的制剂（宜于饭前 10min 左右服）	可增加食欲和胃液分泌
	收敛药如鞣酸蛋白	使药较快通过胃入小肠，遇碱性肠液分解出鞣酸，起止泻作用
	胃壁保护药如氢氧化铝、三硅酸镁、次碳（硝）酸铋等	使药充分作用于胃壁
	吸附药如药用炭	胃内食物少，便于发挥吸附胃肠道有害物质及气体的作用
	胃肠解痉药如阿托品及其合成代用品，止吐药如吐来抗等，内服局麻药苯佐卡因等	使药物保持有效浓度，发挥作用快
	利胆药如硫酸镁（小剂量）、胆盐等	使药物通过胃时不致过分稀释
	肠道抗感染药如磺胺脒等（但黄连素因刺激性较强，宜饭后服）及驱虫药甲紫	使药物通过胃时不致过分稀释
	肠道丸剂	使较快通过胃入肠，不为食物所阻
	人参制剂、鹿茸精等以及其他一些对胃无刺激的滋补性药物	使吸收较快

续表

服药时间	药品示例	说　明
饭时	消化药盐酸、胃蛋白酶、淀粉酶等（饭前片刻服亦可）	使及时发挥作用
	灰黄霉素	油类食物有助于它的吸收
饭后（食后 15～30min）	大部分药物可在饭后服,特别是:	
	刺激性药物如乙酰水杨酸、水杨酸钠、保泰松、吲哚美辛、盐酸奎宁、硫酸亚铁、金属卤化物（如碘化钾、氯化铵、溴化钠等）、呋喃丙胺、亚砷酸钾溶液、醋酸钾、强力霉素、黄连素等	避免对胃产生刺激
	驱虫药雷丸（可在饭后 2～3h 空腹时服）	减少副作用,且通过胃较快
	维生素 B_2	随食物缓慢进入小肠,以利吸收

　　注: 本表仅代表一般情况, 有时由于个体差异性、用药目的不同、剂型不同等, 服药的时间和方法也会改变。此外, 还有一些其他情况, 本表未能一一列入。例如, 根据激素昼夜分泌的节律性, 现多主张皮质激素长程序法中采用隔日或每日一次的给药法, 即把两日或一日的总量于隔日或当日早晨一次给予。这种给药法据称效果较满意, 且可减轻不良反应。

　　*服药后要稍活动然后再卧床休息, 不宜服药后立即卧床, 同时服药时宜取站位, 应多用水送下, 以避免引起药物性食管溃疡。口服抗生素、抗肿瘤药、抗胆碱药、铁剂、胶囊剂等时, 如果喝水太少, 服后立刻卧床, 尤其容易引起药物性食管溃疡。

　　**异烟肼、利福平、四环素、氨苄青霉素（口服）最好饭前 1h 服, 以免食物影响而使其生物利用度降低。

附录 5　《2005 年版中国药典临床用药须知》规定须做皮试药物一览表

序　号	药品名称	序　号	药品名称
1	细胞色素 C 注射剂	16	胸腺素注射剂
2	降纤酶注射剂	17	白喉抗毒素注射剂
3	青霉素钠注射剂	18	破伤风抗毒素注射剂
4	青霉素钾注射剂	19	多价气性坏疽抗毒素注射剂
5	青霉素 V 钾片剂	20	抗蛇毒血清注射剂
6	普鲁卡因青霉素注射剂	21	抗炭疽血清注射剂
7	苄星青霉素注射剂	22	抗狂犬病血清注射剂
8	苯唑西林钠注射剂	23	肉毒抗毒素注射剂
9	氯唑西林钠注射剂、胶囊、颗粒	24	抑肽酶
10	氨苄西林钠注射剂、胶囊	25	玻璃酸酶注射剂
11	阿莫西林片剂、胶囊、注射剂	26	α-糜蛋白酶注射剂
12	羧苄西林钠注射剂	27	鱼肝油酸钠注射剂
13	哌拉西林钠注射剂	28	左旋门冬酰胺酶
14	磺苄西林钠注射剂	29	鲑降钙素
15	青霉胺片剂		

附录6　药物相互作用一览表

联合用药		相互作用
A	B	
吸入性全麻药	筒箭毒碱	吸入性全麻药(除氧化亚氮外)均能增强B的肌松作用
	胺碘酮	可致低血压和房室阻滞
乙醚	巴比妥类	中枢抑制作用加强,应减少A的用量(Ⅷ)
	氨基糖苷类或多黏菌素类	神经肌肉阻滞作用加强,有引起呼吸麻痹的危险,避免并用(Ⅷ)
	抗胆碱药	B可克服A引起的呼吸道分泌增多、恶心和呕吐等不良反应
	单胺氧化酶抑制药	B可能加强A的作用,引起呼吸抑制,应在术前两周内停用B(Ⅷ)
	β-阻滞药	心脏抑制加重,心搏量明显下降,血压下降,心动过缓,应避免合用(Ⅷ)
氟烷	苯妥英钠	A有强力的酶抑作用,并用肝毒性增强,甚至可引起肝坏死
	肾上腺素、去甲肾上腺素、间羟胺	A使心肌对B的反应性增强,易诱发心律失常(如需用升压药,可选择用甲氧明、美芬丁胺)
	阿托品类	B可减轻A对心脏的抑制作用,因此常用为术前用药(Ⅸ)
甲氧氟烷	氨基糖苷类	神经肌肉阻滞加强,可引起呼吸肌麻痹,禁忌合用(Ⅷ)
	四环素类	加重肾损害
	β-阻滞药	心脏抑制加重
安氟醚	三环类抗抑郁药	服用B的患者用安氟醚麻醉时可出现阵挛性四肢抽动。有癫痫病史者也不应用A
	β-阻滞药	可出现心率减慢,需加用阿托品调整心率
肌松药	安定类	A的神经肌肉阻滞作用加强,可引起呼吸肌麻痹(Ⅷ)(琥珀胆碱除外)
	新斯的明	B可对抗非去极化肌松药(如筒箭毒、加拉碘铵)的作用(Ⅸ),但与去极化肌松药(如琥珀胆碱)合用,反而加强肌松作用(Ⅷ)
	奎尼丁	B可增强非去极化肌松药的效应,引起呼吸肌麻痹(去极化肌松药是否受B的影响尚无定论)(Ⅷ)
	镁盐	神经肌肉阻滞作用增强(Ⅷ)
	利尿药	排钾性利尿药引起血钾降低,可能加强肌松药的作用
	皮质激素	长期用B引起血钾降低,A的作用可能加强
	普萘洛尔	B有较轻的神经肌肉阻滞作用,与A并用可致肌松作用加强(Ⅷ)
	阿托品类	B可减轻A的致心律失常作用(Ⅸ)
筒箭毒碱	链霉类、新霉素	B有非去极化肌松作用,使A的作用加强而引起呼吸肌麻痹(Ⅷ)
琥珀胆碱	多黏菌素、卡那霉素	两种B都有去极化肌松作用,使A的作用强度和时间均延长(Ⅷ)
	钾盐	A可使血钾升高,应慎用B
	酯类局麻药(普鲁卡因、利多卡因)	竞争同一药物水解酶,A的作用加强并延长。必须并用时应减量慎用(Ⅸ)
巴比妥类	单胺氧化酶抑制药	B对其他酶系也有一定的抑制作用,A的代谢可能受阻,而效应增强(Ⅸ)
巴比妥类	吩噻嗪类抗精神病药、抗焦虑药、阿片类镇痛药、抗组胺(H₁)药、镁盐(注射)、乙醇	加强中枢抑制(Ⅷ),乙醇还可增强A的吸收
	解热止痛药	加强止痛作用
	三环类抗抑郁药	互相增强作用。还可使B类的呼吸抑制作用加强,禁止并用(Ⅷ)
	麻黄碱	B的中枢兴奋作用与A的中枢抑制作用相对抗。两者配伍适用于抗哮喘(Ⅸ)
	磺胺类、氯霉素	A代谢减缓,作用可能加强(Ⅳ)

联合用药		相互作用
A	B	
苯巴比妥	皮质激素、口服抗凝药、维生素K、西咪替丁	B代谢加速,作用减弱(Ⅴ)
	脱氧土霉素、灰黄霉素	B代谢加速。$t_{1/2}$缩短,药效降低(Ⅴ)
	吸收性抗酸药	A排泄增多而降效。常用B来解救A中毒(Ⅵ)
	β-阻滞药	烯丙洛尔与美托洛尔的消除加速而降效(Ⅴ)
	苯妥英钠	并用可加强抗癫痫效果(Ⅷ),A可能使B加速代谢(Ⅴ)。对此配伍是否合理有争议
格鲁米特(导眠能)	维生素D_3	A有肝酶诱导作用,可使许多药物的代谢加速。B的$t_{1/2}$明显缩短(Ⅴ)
苯妥英钠	单胺氧化酶抑制药	B对其他酶系也有一定的抑制作用,可使A的代谢减慢,作用增强,也可能造成中毒(Ⅳ)
	异烟肼	A代谢减慢,似与B有单胺氧化酶抑制作用有关
	氯霉素	A代谢受阻,作用增强,可致中毒(Ⅳ)
	磺胺药	A代谢可为B所阻抑(Ⅳ),B还可使A的游离血浓度升高(Ⅲ),可致中毒
	甾体激素、口服避孕药、脱氧土霉素、维生素D_2	B代谢加速而降效(Ⅴ)
	茶碱(氨茶碱)	B代谢加速,$t_{1/2}$缩短,清除率加快,用药剂量应为原量的1.5～2倍,注意监测(Ⅴ)
	乙醇(嗜酒者)	A代谢加速(Ⅴ),若因嗜酒而致肝功能受损,A代谢则减缓,注意监测
	叶酸	A有抗叶酸作用,可致叶酸缺乏症(Ⅸ),长期用A,应配合用B和维生素B_{12}
	丙戊酸钠	B从蛋白结合部位置换出A;使代谢加速(Ⅲ),A可加速B的代谢(Ⅴ),两药不宜同用
吩噻嗪类	安定类、吗啡	中枢抑制显著增强,有致呼吸抑制的危险(Ⅷ)
	抗组胺(H_1)药	中枢抑制增强(Ⅷ)
	哌替啶	中枢抑制增强,可引起心脏毒性反应和冬眠加剧,全身明显虚弱无力。但也有认为剂量恰当可产生有益的中枢抑制而不引起呼吸抑制。如为止痛目的,不宜合用
	乙醇	加强中枢抑制(Ⅷ),并抑制B的代谢而延长其作用(Ⅳ)
	肾上腺素	B的α-激动作用受阻,β-作用表现突出,使小动脉扩张,而致低血压(Ⅷ)
	抗胆碱药	抗胆碱作用增强(Ⅷ)
	解热止痛药	B的作用加强,有体温急剧下降的弊病
氯丙嗪	苯海索	B可对抗A的椎体外系反应。但是,两者均有抗胆碱作用,可加强周围反应;B还可降低A的血液浓度;两者并用还有促进和加重迟发性运动障碍的可能。并用是否合理须视临床实际情况而定(Ⅳ)
	普萘洛尔	B代谢受阻,加剧对心血管的抑制,可致严重低血压(Ⅳ)
抗焦虑药	中枢抑制药、抗组胺(H_1)药	中枢抑制加强(Ⅷ)
	三环类抗抑郁药	加强中枢抑制。剂量合理则可加强对抑郁-焦虑综合征的疗效
	抗癫痫药	合用一般认为可加强疗效(Ⅷ)
安定、氯氮平	西咪替丁	A的消除速率降低(Ⅳ)(氯羟安定和去甲羟安定不需经肝代谢,而不受B的影响)
安定	利福平	A代谢加速而降效(Ⅴ)
安定类	氨茶碱	B对抗A的中枢抑制作用,可用于A类药物引起昏睡的催醒(Ⅸ)

续表

联合用药		相互作用
A	B	
吗啡	阿托品类	B可对抗A所致的平滑肌痉挛,增强镇痛作用(Ⅷ)
	西咪替丁	有引起呼吸骤停、癫痫大发作的报道,可能是由于B的酶抑作用所致
	乙醇	加强中枢抑制,可引起呼吸抑制(Ⅷ)
美沙酮	利福平	A的镇痛作用减弱(Ⅴ)
哌替啶、吗啡	烯丙吗啡	B对抗A所致的中枢抑制(Ⅸ),但不能对抗A的惊厥作用
	喷他佐辛(镇痛新)	B减弱A的镇痛作用,并加强中枢抑制,禁忌并用
	镁盐(静注)	加强镇静作用,但有加深呼吸抑制的可能
左旋多巴	维生素B$_6$	B为一种辅酶,能增强许多酶的活性。少量的B就可促使A在外周组织中脱羧,增强A的不良反应,并使A进入中枢减少而减弱A的中枢作用(Ⅴ)
局麻药	吗啡	加强中枢抑制(Ⅷ)
	麻黄碱	B可对抗A所致的血压降低并减轻呼吸抑制
普鲁卡因	磺胺药、对氨基水杨酸钠	B的制菌效能降低(Ⅸ)
利多卡因	苯妥英钠	引起心动过缓或停搏,宜慎用(Ⅷ);A的代谢加速,作用消失加速(Ⅴ)
	苯巴比妥	B加速A的代谢(Ⅴ)
肾上腺素	α-阻滞药	A的α-激动作用为B所阻滞,而β-激动作用相对加强,表现为血压急剧下降(Ⅷ)
	普萘洛尔	B阻滞了A的β作用,使α作用相对加强,可引起血压骤升(Ⅷ)
	三环类抗抑郁药	B可加强A的效应。即使A量很小也可出现瞳孔散大、震颤和心动过速等反应(Ⅷ)
去甲肾上腺素	三环类抗抑郁药	B可加强A的效应。即使A量很小也可出现瞳孔散大、震颤和心动过速等反应(Ⅷ)
	单胺氧化酶抑制药	A的正常代谢受阻抑,血压异常升高(Ⅳ)
多巴胺	α-阻滞药	A在低浓度时显示α-激动作用,高浓度时则兼有β-激动作用
麻黄碱	氨茶碱	一般认为有协同的止喘效用,但中药麻黄可使茶碱的体液浓度降低,两药联用毒性增大,此配伍的合理性待定
	吩噻嗪类	A可拮抗B所引起的低血压(一般不出现肾上腺素与B并用时的不良反应)
	苯海拉明、羟嗪	B可拮抗A的中枢兴奋作用,苯海拉明与A常并用于抗哮喘成药中
间羟胺	利血平、胍乙啶	B可使交感神经末梢囊泡中神经递质(去甲肾上腺素)耗竭,因而使非直接作用的交感胺的作用降低或消失(如有升压需要,可用去甲肾上腺素)
β-阻滞药	全麻药	心脏抑制加重
	强心苷	B可减轻A对心的抑制,但并用也可能出现心动过缓,应慎用
	噻嗪类利尿药	加强降压作用,但可使血浆中极低密度脂蛋白、甘油三酯、胆固醇等升高
	降压药	降低作用加强,要警惕血压过低(Ⅷ)
	胰岛素、口服降糖药	非选择型β-阻滞剂(如普萘洛尔)阻抑肝糖的代偿性分解,而延长B类药物引起的低血糖过程,并可掩盖心搏加快和出汗等低血糖症状,有相当的危险性。心脏选择型β-阻滞剂(阿替洛尔、美托洛尔)的前一作用不明显,但也掩盖低血糖症状
普萘洛尔	氨茶碱	B可拮抗A的血钾升高和血糖降低作用,但A有诱发哮喘的可能
	维拉帕米	两者均有钙通道阻滞作用,均对心脏抑制。并用时,此种效应加强,可引起心脏骤停。普萘洛尔的效应持续期长,在用A后的两周内不可用B
	胰高糖素	A抑制B的升血糖作用(Ⅸ)

续表

联合用药		相互作用
A	B	
普萘洛尔	麦角胺	B 的血管收缩作用为 A 所加强,周围血管收缩,有出现肢体末端发绀、疼痛等的可能,甚至引起肢体坏死(Ⅷ)
	氯丙嗪	两者血浓度都升高(Ⅳ),联合的降压作用可致低血压(Ⅷ)
	硝苯地平	联合应用可加强降压效果,但要警惕血压过低和心力衰竭(Ⅷ)
	氢氧化铝、氧化镁	A 的血药峰浓度和 AUC 均降低,应分开服用
普萘洛尔,美托洛尔	利多卡因	B 的清除减慢,血浓度上升,加重对心脏的抑制
阿替洛尔	氨苄青霉素	A 的血药峰浓度和 AUC 均明显降低,药效下降
普萘洛尔,吲哚洛尔	吲哚美辛	B 可降低或取消 A 的降压作用。此作用可持续 3 周,机制不明
利血平	镇静催眠药	中枢抑制增强,常可出现倦怠、思睡症状
	吩噻嗪类	锥体外系症状出现的可能性增加,血压下降幅度加大(Ⅷ)
	抗焦虑药	中枢抑制与降压作用均增强,可减量合并应用(Ⅷ)
	单胺氧化酶抑制药(呋喃唑酮、异烟肼等)	A 加快去甲肾上腺素的释放,B 阻挠去甲肾上腺素的破坏,使在体液中去甲肾上腺素的浓度升高,可出现血压升高
	拟交感药	A 使去甲肾上腺素的贮存耗竭。因此,一些间接的拟交感药(间羟胺等)不能使已用过 A 的病人升压。但直接的拟交感药(去甲肾上腺素、肾上腺素、去氧肾上腺素等)仍有作用
	普萘洛尔	交感神经抑制加强,可出现心动过缓、心肌收缩力减弱等情况
可乐定	噻嗪类利尿药	起协同降压作用。B 可使 A 引起的水、钠潴留得到减轻
	普萘洛尔	合用可使心脏抑制加强(Ⅷ)。停用 A 可引起严重血压反跳性升高
	三环类抗抑郁药	B 可拮抗 A 的降压作用
肼苯哒嗪	利血平	降压作用协同。A 加快心率,可抵消 B 的减慢心率作用。合用可减量
	普萘洛尔	降压作用协同。B 减慢心率,可抵消 A 的加快心率作用。A 还可解除 B 所引起的外周阻力升高效应
	肾上腺素	并用心率加快
	异烟肼	A 与乙酰化酶的结合力强,阻挠 B 的代谢灭活,可出现蓄积中毒(Ⅳ)
哌唑嗪	硝苯地平	联合作用引起血压剧降(Ⅷ)
硝酸甘油(舌下含片)	抗胆碱平	B 减少唾液分泌,影响 A 的舌下吸收
奎尼丁	西咪替丁	A 的代谢可延缓(Ⅳ)
	地高辛	A 抑制 B 的肾小管排泄,升高 B 的血浓度并增加 B 的组织分布量,可出现 B 的中毒症状(Ⅶ)
	利血平	A 的心肌抑制作用增强,其他降压药也可有类似作用,应注意血压变化(Ⅷ)
	抗胆碱药	A 有显著的抗胆碱作用,可出现心率加快、肌无力和散瞳等副作用(Ⅷ)
	去极化竞争型肌松药	A 有胆碱能神经阻滞作用,能加强 B 的作用,可引起呼吸麻痹
	胺碘酮	A 的血药浓度提高,需警惕(Ⅳ)
	氢氧化铝、氧化镁	A 的血药峰浓度和 AUC 均下降,需分开服用
吡二丙胺	β-阻滞药	两药合用增强负性肌力作用,加重窦性心率过缓和传导阻滞,可引起心脏停搏
	抗胆碱药	A 有明显抗胆碱作用,两药合用效应显著加强(Ⅷ)
普鲁卡因胺	胺碘酮	A 的血药浓度上升,效应加强(Ⅳ)
	肌松药、氨基糖苷类、多黏菌素、抗胆碱药	A 有一定的神经肌肉阻滞作用,可加强 B 类药物的作用,对重症肌无力患者应禁用(Ⅷ)
	降压药	A 抑制心脏活动而加强 B 的作用(Ⅷ)

续表

联合用药 A	联合用药 B	相互作用
普鲁卡因胺	磺胺药	B 的抗菌作用降低（Ⅸ）
	氢氧化铝	A 的血药峰浓度和 AUC 均降低,应分开服用(氧化镁对 A 的影响较小)
维拉帕米	钙盐、异丙肾上腺素、阿托品	B 降低 A 的作用(Ⅸ),可用于 A 的中毒解救
维拉帕米	地高辛	B 可减轻 A 的心肌抑制作用,但 B 的血浓度可因并用 A 而上升,有报道并用不当引起心搏骤停
	普萘洛尔	可引起心搏骤停
胺碘酮	β-阻滞药	加重心脏抑制,可发生心动过缓、传导阻滞,引起心跳骤停(Ⅷ)
	地高辛	B 的血浓度可因 A 抑制甲状腺活动减慢肝代谢而显著提高,可出现毒性反应(Ⅳ)
	华法林、吡二丙胺、普罗帕酮、美西律、利多卡因	B 的血浓度显著提高,效应增强(Ⅳ)
卡托普利	抗酸药(铝、镁化合物)	B 和食物均可降低 A 的生物利用度,应避免同用
普罗帕酮	地高辛	B 的血浓度可因并用 A 而上升,应注意
美西律	β-阻滞药	B 使组织血流减少,致命 A 的分布容积减少,而使 A 的血浓度升高
	奎尼丁	疗效增强,两药的剂量均应减少,以防止不良反应发生
	胺碘酮	两者用于室性心动过速时 A 的用量应减少
	利福平	A 的代谢加速而降效
	抗胆碱药	A 延迟吸收而降效
	西咪替丁	A 代谢减慢而增效
镁盐(注射)	中枢抑制药、肌松药	B 的作用加强(Ⅷ)
	氨基糖苷类、多黏菌素类	神经肌肉阻滞加强(Ⅷ)
	钙盐	在神经肌肉系统和心血管系统方面,两者的作用相拮抗(Ⅸ)
解热镇痛药	中枢抑制药	B 对中枢的抑制,有利于 A 止痛作用的发挥(Ⅷ)
	皮质激素	抗风湿作用加强,但有诱发溃疡出血的可能
乙酰水杨酸	磺胺类	A 可使一些中效或短效磺胺的游离血浓度升高,组织浓度也相对升高,但消除也加速(Ⅲ)
	青霉素类	B 游离血浓度升高(Ⅲ)
	丙磺舒	A 抑制 B 的排尿酸作用(Ⅶ)
	苯磺唑酮	A 抑制 B 的排尿酸作用,B 抑制 A 的肾排泄,使 A 血浓度升高(Ⅶ)
	双嘧达莫	A 的血浓度和总吸收率约提高难度 1/3,效应增强
	抗凝药	A 阻止血小板凝集,并抑制肝脏凝血酶原的合成,还可自血浆蛋白中置换双香豆素。因此,可加强肝素或双香豆素类的作用
	噻嗪类利尿药	A 与 B 均抑制尿酸排泄,合用可使血尿酸量升高
	螺内酯	A 对抗 B 的利尿和排钠作用(Ⅶ)
	氯化铵	B 酸化尿,可减少 A 的排泄,加强疗效和毒性(Ⅵ)
	口服降血糖药	B 游离血浓度升高,应减量慎用(Ⅲ)
	甲氨蝶呤	B 游离血浓度升高,毒性反应增强(Ⅲ)
	对氨基水杨酸钠	在排泌与血浆蛋白结合方面相互干扰,两者都可显示毒性,但消除也加速
	西咪替丁	B 抑制胃酸分泌,不利于 A 的胃内吸收,但是否影响 A 的肠内吸收和血药浓度尚无定论
布洛芬	乙酰水杨酸	A 的血浓度降低,$t_{1/2}$ 缩短
	华法林	较大量的 A 可增加 B 的游离百分比,使抗凝作用增强(Ⅲ)
	苯妥英钠	B 的血清浓度升高,可出现中毒反应(Ⅲ)
保泰松	皮质激素	水、钠潴留加重,并可诱发溃疡出血
	非甾抗炎药	可能加重损害
	青霉素类、磺胺类、口服抗凝药	B 的游离血浓度升高(Ⅲ)

联合用药		相互作用
A	B	
保泰松	降血糖药	B 的游离血浓度升高（Ⅲ），A 还延长甲苯磺丁脲的 $t_{1/2}$（Ⅳ），可引起低血糖
	利尿药	A 有水、钠潴留作用，与 B 相拮抗
吲哚美辛	乙酰水杨酸	B 抑制 A 的吸收，使 A 血浓度低于正常
	皮质激素	可能诱发溃疡出血
	丙磺舒	A 减弱 B 的排尿酸作用（Ⅶ）
吡罗昔康	锂盐	B 的血浓度提高，可引起精神错乱、不安、震颤等反应
强心苷	钙盐	B 可加强 A 的效应和毒性（B 静注时作用显著，口服影响不大），一般认为禁忌并用。但必要时可减量慎用
	镁盐（注射）、钾盐	B 降低 A 的毒性
	排钾利尿药	B 降低血钾而增强 A 的毒性，易诱发心律失常，必要并用时应补充钾盐
	螺内酯	B 可升高 A 的血浓度并延长 A 的 $t_{1/2}$
	降血糖药	胰岛素和高浓度葡萄糖液可改变体内 K^+ 的分布，造成低血钾，加强 A 的毒性。苯乙双胍的酶促作用使洋地黄毒苷加速灭活而降低药效
	皮质激素	有排钾作用的 B 类药物可加重 A 的毒性，加重心衰
洋地黄毒苷	利福平	A 的代谢加速，效力降低（Ⅴ）
	西咪替丁	A 的代谢加速，作用增强（Ⅳ）
地高辛	广谱抗生素	肠道中某些微生物可破坏 A。B 可引起菌群改变，减少这部分耗损而使 A 的血浓度升高而增效。但新霉素则可减少 A 的吸收，可能是发生化学结合的缘故
	硝苯地平	A 的血浓度可因并用 B 而上升，应予警惕
	碱性药（铝、镁类）	B 对 A 吸附，影响吸收，如分开服用则无影响
	醋硝香豆醇	A 的血浓度相对降低，而 B 的作用（凝血酶原时间）相对延长
	抗胆碱药	B 可延长地高辛在消化道吸收部位的滞留时间，使 A 的吸收增加，并可对抗 A 的心脏阻滞（Ⅱ）
洋地黄类	普鲁卡因	B 的水解产物二乙氨基乙醇可增强 A 的作用，已用足量 A 者，应慎用 B（避免大剂量应用）
口服抗凝药	水合氯醛、保泰松	A 的游离血浓度提高，药效和毒性均增强，应减量慎用（Ⅲ）
	巴比妥类、导眠能	A 代谢加速而降效（Ⅴ）
	广谱抗生素	某些抗菌药可抑制肠道正常菌群，引起维生素 K 缺乏而加强 A 的效应
	磺胺类	B 除抑制肠道正常菌群外，还竞争血浆蛋白而提高 A 的游离血浓度
肝素	庆大霉素	A 使 B 与血浆蛋白的结合增多而可降效
华法林	螺内酯	B 促使 A 的代谢加速而降效（Ⅴ）
醋硝香豆醇	地高辛	凝血酶原时间延长，B 的稳态血浓度则常可降低
抗胆碱药	四环素（口服）、解热镇痛药	延迟胃排空，使 B 降效（Ⅱ）
	抗酸药	对溃疡病的治疗有协同作用
胃蛋白酶	胰酶	B 应制成肠溶剂型，否则在胃中遭受破坏
	胃舒平	B 的制酸作用使 A 的活性降低
西咪替丁	四环素（口服）	A 减少胃酸分泌，使 B 溶出受影响，而使 B 降效
	普萘洛尔	A 减少肝血流，使 B 在肝内首过作用的损耗减少，因而可使 B 的血浓度升高
	安定、氯氮卓	使 B 的消除速率减慢，血浓度较正常时高
	苯妥英钠、卡马西平	B 的 $t_{1/2}$ 延长，作用加强（Ⅳ）
	茶碱	B 的代谢受阻，$t_{1/2}$ 延长，作用加强，甚至出现严重不良反应而致死（Ⅳ）

续表

联合用药		相互作用
A	B	
西咪替丁	抗酸药	某些抗酸药可减少 A 的吸收而降效,分开服可避免此种影响
	甲氧氯普安	B 减少 A 的吸收,使 A 降效
	抗胆碱药	B 减少 A 的吸收,使 A 降效
	氯噻嗪类	B 的作用延长(Ⅳ)
	苯巴比妥	A 的代谢加速(Ⅴ)
	美托洛尔	A 的代谢加速(Ⅴ),B 的代谢减缓(Ⅳ)
	氟尿嘧啶	A 抑制胃酸分泌,升高胃肠道 pH,有利于 B 的口服吸收,血药峰浓度和 AUC 分别增高 70% 左右
雷尼替丁	普鲁卡因胺	A 使 B 的肾清除率降低,半衰期延长(Ⅶ)
	华法林、美托洛尔、硝苯地平、茶碱、芬太尼	A 减少肝血流,抑制细胞色素 P-450,使 B 栏内一些药物的代谢变慢而增强效应(Ⅳ)
	普鲁卡因胺	竞争肾小管排泄,而使 B 的排泄减少(Ⅶ)
	铝、镁类制酸药	A 的吸收减少,效力降低
	溴化丙胺太林	A 的吸收增加,AUC 增大(与西咪替丁相反)
	维生素 B_{12}	B 的胃肠道吸收减少
	利多卡因、普萘洛尔	B 栏药物吸收减少,由于 A 可减慢心率故可引起心动过缓
	维拉帕米、美西律	可引起心动过缓
	乙酰水杨酸	A 可减轻 B 对胃黏膜的损害
	乙醇	饮酒引起的胃黏膜损害可因 A 减少胃液分泌而加重
抗酸药	普萘洛尔、核黄素	A 有延ణ胃排空作用,对 B 的吸收不利(Ⅱ)
苯乙哌啶	林可霉素类	A 抑制肠蠕动,使 B 类的毒性分解产物不能较快排出而增加致伪膜性肠炎的危险
甲氧氯普安	左旋多巴	A 使 B 加速进入肠道,B 的吸收因而加快
	地高辛	A 使 B 脱离吸收部位而减少吸收
	阿托品	对平滑肌的作用相互拮抗而抵消(Ⅸ),在恶心、呕吐时要联用,但在胃功能障碍、嗳气、食欲不振、胆汁反流等情况下不可合用
利尿药	降压药	并用使降压作用加强
	吩噻嗪类	B 类药物有 α 受体阻滞作用,可引起体位性低血压。A 的并用,可使此反应加重
	丙磺舒	B 干扰 A 的利尿作用(Ⅶ)。噻嗪类利尿药减弱 B 的排尿酸作用(Ⅶ),而氨苯蝶啶则增强此作用。速尿与 B 并用,利尿作用可加强,并可使速尿所致的尿酸潴留副作用得以减轻
排钾性利尿药	肌松药	A 引起骨骼收缩无力,可加强 B 的效应和副作用
	氯化铵	A 降低血钾,B 可增加血氨,对肝功能不全者有一定危险
	降血糖药	血钾降低对糖的利用有所干扰,但在一般情况下尚不妨碍并用
	留钾性利尿药	两者并用,可加强利尿作用并减轻副作用,但必须注意血钾和血钠的变化。氨苯蝶啶和噻嗪类合用,除上述优点外,还可使噻嗪类的尿酸潴钠作用减轻
	皮质激素	多数皮质激素有排钾、潴钠作用,两者并用,可使此种作用加强(必须并用时,应选择排钾、潴钠作用轻的地塞米松、去炎松,必要时还需要加用钾盐)
噻嗪类利尿药	乙酰水杨酸	两者都有潴留尿酸作用。痛风患者忌并用
呋喃苯胺酸、利尿酸	氨基糖苷类	A 有一定的耳毒性,与 B 并用耳毒性显著加强(Ⅷ)
呋喃苯胺酸	乙酰水杨酸	B 的排泄受阻而潴留(Ⅶ)
乙酰唑胺	乙酰水杨酸	A 使尿液显碱性,促使 B 排泄增多(对其他一些弱酸类药物,也有类似作用)(Ⅵ)
	抗胆碱药	A 的降低眼压作用可为 B 所拮抗。禁并用于青光眼患者
	普鲁卡因	A 抑制碳酐酶,对 B 在体内的水解也产生影响,B 的作用加强并延长(Ⅳ)

续表

联合用药		相互作用
A	B	
茶碱（包括氨茶碱）	苯妥英钠	A 的半衰期缩短而降效
	红霉素	A 的半衰期延长，血浓度可高于正常而致中毒，有出现心律失常、癫痫发作等的危险（Ⅳ）
	四环素	A 的半衰期延长，血浓度可高于正常而致中毒，有出现心律失常、癫痫发作等的危险（Ⅳ）
	ATP	B 可使 A 的作用和毒性反应增强（Ⅷ）
	喹诺酮类	A 的代谢受抑，依诺沙星（氟哌酸）、培氟沙星（甲氟哌酸）和环丙沙星（环丙氟哌酸）分别使 A 的血药浓度升高 11%、20% 和 23%，必须警惕
	两性霉素 B	可导致血压下降，哮喘复发
喘定	丙磺舒	A 的 $t_{1/2}$ 显著延长，作用增强（Ⅶ）
降糖药	皮质激素	B 类多数有升血糖作用，与 A 相拮抗
	利尿药	噻嗪类、速尿和利尿酸有轻微的抑制胰岛素分泌的作用，血糖略升高
	雌激素	B 偶可致血糖升高
	乙酰水杨酸	B 抑制糖原异生作用，加强胰岛素作用
口服降糖药	保泰松	甲苯磺丁脲和氯磺丙脲的游离血浓度升高，药效增强，但有致低血糖的危险（Ⅲ）
	磺胺药	多种磺胺药可提高甲苯磺丁脲和氯磺丙脲的游离血浓度（Ⅲ）
	氯霉素	B 使甲苯磺丁脲和氯磺丙脲的游离血浓度升高，$t_{1/2}$ 延长（Ⅲ、Ⅳ）
	单胺氧化酶抑制药	B 对肝酶系的干扰使甲苯磺丁脲和氯磺丙脲的代谢受阻，而效应加强（Ⅳ）
抗组胺（H₁）药	抗胆碱药	A 多数有抗胆碱作用，并用使 B 的效应增强（Ⅷ）
	氨基糖苷类	A 可掩盖 B 的耳毒性，应予警惕
	单胺氧化酶抑制药	B 对肝酶系统的干扰，使 A 代谢受阻而效应增强（Ⅳ）
皮质激素	乙酰水杨酸	并用可提高抗风湿疗效。A 促进 B 的肾小球过滤。因此，B 的排出有所增强。并用或可诱发溃疡出血
	保泰松	并用可提高抗风湿疗效。B 使 A 代谢加速（Ⅴ）。或可诱发溃疡出血
	扑米酮，卡马西平	B 促使 A 代谢加速（Ⅴ）（B 对性激素也可起类似作用）
甲状腺素	三环类抗抑郁药	甲状腺功能不足者，丙咪嗪在体内不能转化为活性产物去甲丙咪嗪。必须加用 A，B 方可有效
雌激素、孕酮、口服避孕药	苯巴比妥	B 加速 A 的代谢，减弱作用，可导致避孕失效（Ⅴ）
雌激素、口服避孕药	利福平	B 加速 A 的代谢，使 A 在细胞中水解速率加大到 3 倍，可出现无月经、月经延长、出血和避孕失效，即使增加 A 的用量也无济于事，应改用其他避孕方法（Ⅴ）
口服避孕药	灰黄霉素	A 的代谢加速，可引起月经紊乱和避孕失效（Ⅴ）
	对乙酰氨基酚	A 使 B 与葡萄糖醛酸的结合增多，加快消除而减效（Ⅴ）
炔雌醇	广谱抗生素	B 抑制肠道正常菌群，抑制从胆汁中排出的炔雌醇代谢产物（硫酸酯、葡萄糖酸苷）在肠道正常细菌作用下重新转变为游离炔雌醇的变化。由于肝肠循环的破坏，使体内炔雌醇血浓度降低而减效
	维生素 C	A 在肠黏膜中与硫酸结合。B 可阻抑此过程，使 A 更多地保持游离状态，因此血液浓度升高增效
睾丸酮	苯巴比妥	A 加速代谢而降效（Ⅴ）
	口服抗凝药	A 可加强 B 的作用（其他雄激素也有类似作用）
青霉素类	四环素类	B 抑制细菌细胞分裂，降低 A 的抗菌效果
	大环内酯类	B 抑制细菌细胞分裂，降低 A 的抗菌效果
	氯霉素	B 抑制细菌细胞分裂，降低 A 的抗菌效果

续表

联合用药		相互作用
A	B	
青霉素类	磺胺类	一般认为有拮抗作用,B可使A的游离血浓度增大(Ⅲ)。此种联合常用于球菌性脑膜炎
	氨基糖苷类	在体外互相灭活,不可置同一容器中给药
青霉素G	氨基糖苷类	对肠球菌、草绿色链球菌有一定的协同作用。对革兰阴性杆菌可能降效
抗葡萄球菌青霉素	氨基糖苷类	对肠球菌、草绿色链球菌有一定的协同作用。对革兰阴性杆菌可能降效。此外,并用加重肾损害。有理化配伍禁忌
氨苄青霉素	氨基糖苷类	对革兰阴性菌可能有协同作用,但对脑内感染反而可能降效(B不能透过血脑屏障)
	氯霉素	对沙门杆菌可能有协同作用。对其他菌可能有拮抗作用
羧苄青霉素	氨基糖苷类	对铜绿假单胞菌有协同作用。近来报道,在体内A可能使B的血浓度降低
头孢菌素类	氨基糖苷类	一般认为有协同作用。并用时,肾损害可能增强。有理化配伍禁忌
	强利尿药	可能造成肾损害
氨基糖苷类	四环素类	对某些革兰阴性菌有协同作用
	氯霉素	对某些革兰阴性菌有协同作用
	大环内酯类	A与红霉素合用,可能对链球菌有协用作用
	磺胺类	一般认为有协同作用
	林可霉素类	一般认为无拮抗作用。是否有协同作用未定
	强利尿药	耳毒性增强
	右旋糖酐	肾毒性可加强
	地高辛	口服A可使B的肠道吸收减少
	氟尿嘧啶	口服A可使B的肠道吸收减少
	甲氨蝶呤	口服A可使B的肠道吸收减少
多黏菌素类	磺胺类	可能加强对变形杆菌的抗菌作用。但须分开给药
	氯霉素	可能加强抗假单胞菌的作用
四环素类	抗胆碱类	B延迟胃排空,影响A的吸收
	碱性药物	B影响A的溶出,降低生物利用度
	二价、三价金属离子药物	在消化道内形成络合物,阻挠A的吸收,可以分开服,避免直接作用
	碳酸锂	加强锂毒性,应予注意
	肝脏代谢药物	并用可加强肝毒性
	西咪替丁	A的吸收减少而降效
红霉素类	肝脏代谢药物	肝损害可能性增大,尤其是红霉素酯类
大环内酯类	林可霉素类	一般认为有拮抗作用。A与B两类有交叉耐药性,没必要作这种联合作用。并用时,伪膜性结肠炎的发生可能性增大
	氯霉素	一般认为有拮抗作用,此种联合往往是无益的
林可霉素	肌松药	B作用增强,机制不明
利福平	异烟肼	有防止耐药菌发生的作用,但肝毒性增大,个别可发生肝坏死
	对氨基水杨酸钠	B使A游离血浓度升高,因而代谢加速,尚有认为B抑制A的吸收。两者配合使用不当,可使结核菌产生耐药性
	氨硫脲、皮质激素、口服避孕药、普萘洛尔、甲苯磺丁脲、口服抗凝药、氨苯砜	B代谢加速,药效降低(Ⅴ)
	洋地黄类	B代谢加速,药效降低(Ⅴ),须适当加量才能维持原效
	苯巴比妥	互相促进代谢,两者均加速代谢而减效(Ⅴ)
	丙磺舒	竞争肝中受体,A的代谢减缓(Ⅳ)
	四环素	对某些细菌有协同作用。B的代谢加速(Ⅴ)

续表

联合用药		相互作用
A	B	
利福平	喹诺酮类	萘啶酸和诺氟沙星(氟哌酸)的作用消失。氧氟沙星(氟嗪酸)和环丙沙星(环丙氟哌酸)的抗菌效能降低
异烟肼	对氨基水杨酸钠	有防止耐药菌发生的作用。B抑制A乙酰化而增强作用(Ⅳ)
	链霉素、氨硫脲	有防止耐药菌发生的作用。提高治疗效果
	维生素B₆	B可对抗A的急性中毒。但是,对于B是否影响A的疗效,则有不同意见。在一般正常情况下,A的应用不需用B作常规配合
	抗酸药	A的吸收减少,降低疗效
	苯妥英	A起酶抑作用,减少B的代谢,提防中毒(Ⅳ)
	乙醇(嗜酒者)	A的代谢加速,疗效降低(Ⅴ)
对氨基水杨酸钠	丙磺舒	减少A的尿排泄,可致中毒(Ⅶ)
	乙酰水杨酸	两者游离血浓度都提高,消除也加快
	苯海拉明	竞争肠道吸收,A血浓度降低,避免同服
卷曲霉素	氨基糖苷类、多黏菌素类	并用时,耳毒性、肾毒性均增强
磺胺药	碳酸氢钠、酵母、叶酸、普鲁卡因	吸收和排泄均较未并用B时为快,酵母中含对氨基苯甲酸(PA-BA),对A的作用有妨碍
	甲氨蝶呤、口服抗凝药	竞争血浆蛋白,B血浓度升高

说明:

1. 本表列举了一些常见药物的相互作用。

2. 联合用药栏中分A、B两个小栏,即A药与B药合并给予(包括同时或先后,通过相同途径或不同途径给予A、B两种或两类药)。

3. 相互作用栏包括合用后药物作用(包括疗效和副作用)所起的变化。本栏说明后附有括号,其中的数字记号系表示所发生的相互作用的类型:

Ⅰ促进胃肠蠕动而引起的相互作用;

Ⅱ减弱胃肠蠕动而引起的相互作用;

Ⅲ竞争血浆蛋白;

Ⅳ酶抑作用;

Ⅴ酶促作用;

Ⅵ尿液pH改变而引起药物重吸收的变化;

Ⅶ竞争排泌;

Ⅷ协同或相加;

Ⅸ拮抗。

此外,尚有一些不属于上面九类或作用机制不够明确的相互作用。相互作用栏亦包括对相互作用提出处理意见的内容。

附录7　对妊娠有危害药物分类表

一、抗组胺药	二、抗感染药	伯氨喹(C)
安其敏(C)	1.抗阿米巴病药	乙胺嘧啶(C)
扑尔敏(B)	卡巴肿(D)	奎宁(C)
西咪替丁(B)	双碘喹啉(C)	4.抗滴虫药
赛庚啶(B)	2.驱肠虫药	甲硝哒唑(C)
苯海拉明(B)	龙胆紫(C)	5.抗生素
茶苯海明(C)	哌嗪(B)	丁胺卡那霉素(Cm)
安泰乐(C)	噻嘧啶(C)	庆大霉素(C)
敏可静(B)	扑蛲灵(C)	卡那霉素(D)
异丙嗪(C)	3.抗疟药	新霉素(D)
新安替根(C)	氯喹(D)	链霉素(D)

妥布拉霉素(C)	更生霉素(D)	右苯丙胺(D)
头孢菌素类(B)	柔生霉素(D)	利他林(C)
青霉素类(B)	阿霉素(D)	2.解热镇痛药
四环素(D)	氟脲嘧啶(D)	对乙酰氨基酚(B)
去甲金霉素(D)	氮芥(D)	乙酰水杨酸(C/D)
甲烯土霉素(D)	美法兰(D)	非那西丁(B)
二甲胺四环素(D)	巯嘌呤(D)	达尔丰(C/D)
土霉素(D)	甲氨蝶呤(D)	双水杨酸酯(C/D)
金霉素(D)	光神霉素(D)	水杨酸钠(C/D)
杆菌肽(C)	甲苄肼(D)	3.非甾体抗炎药
氯霉素(C)	噻替哌(D)	非诺洛芬(B/D)
红霉素(B)	长春碱(D)	布洛芬(B/D)
克林霉素(B)	长春新碱(D)	吲哚美辛(B/D)
林可霉素(B)	四、自主神经系统药物	甲氯灭酸(B/D)
新生霉素(C)	1.拟胆碱药	萘普酸(Bm/D)
竹桃霉素(C)	乙酰胆碱(C)	羟保泰松(D)
多黏霉素B(B)	美斯的明(C)	保泰松(D)
万克霉素(C)	新斯的明(C)	沙林酸(B/D)
6.其他抗菌药	吡斯的明(C)	托美汀(B/D)
磺胺类药物(B/D)	腾喜龙(C)	佐美酸(B/D)
甲氧苄氨嘧啶(C)	毛果芸香碱(C)	4.镇痛药
呋喃唑酮(C)	毒扁豆碱(C)	安侬痛(B/D)
呋喃妥因(B)	2.抗胆碱药	可待因(B/D)
孟德立酸(C)	阿托品(C)	吗啡(B/D)
乌洛托品(B)	颠茄(C)	阿片(B/D)
萘啶酸(B)	苯阿托品(C)	镇痛新(B/D)
7.抗结核病药	后马托品(C)	哌替啶(B/D)
对氨水杨酸(C)	莨菪碱(C)	美沙酮(B/D)
乙胺丁醇(B)	东莨菪碱(C)	芬太尼(B/D)
异烟肼(C)	普鲁苯辛(C)	烯丙吗啡(D)
利福平(C)	苯海索(C)	纳洛酮(C)
8.抗真菌药	3.拟肾上腺素药	5.镇静、催眠药
两性霉素B(B)	肾上腺素(C)	异戊巴比妥(C)
克霉唑(B)	去甲肾上腺素(D)	戊巴比妥(C)
灰黄霉素(C)	异丙肾上腺素(C)	苯巴比妥(C)
咪康唑(B)	麻黄碱(C)	司可巴比妥(C)
制霉菌素(B)	美芬丁碱(C)	水合氯醛(C)
9.抗病毒药	间羟胺(D)	乙醇(D/X)
金刚烷胺(C)	甲氧明(D)	安定(D)
碘苷(C)	去氧肾上腺素(D)	氯氮平(D)
阿糖腺苷(C)	间羟舒喘宁(B)	甲丙氨酯(D)
三、抗肿瘤药	多巴(C)	去甲羟安定(C)
氨蝶呤(X)	多巴酚丁胺(C)	硝氯安定(C)
硫唑嘌呤(D)	4.抗肾上腺素药	6.安定药
博来霉素(D)	普萘洛尔(C)	氯丙嗪类(C)
白消安(D)	5.肌松药	氟哌啶(C)
瘤可宁(D)	十烃双胺(C)	锂盐(D)
顺铂(D)	五、中枢神经系统药物	噻吨类(C)
环磷酰胺(D)	1.中枢兴奋药	7.抗抑郁药
阿糖胞苷(D)	咖啡因(B)	阿米替林(D)

续表

多虑平(C)	甲基多巴(C)	八、消化系统药物
丙咪嗪(D)	米诺地尔(C)	地芬诺酯(C)
异丙烟肼(C)	硝普钠(D)	氯苯哌酰胺(C)
去甲替林(D)	优降宁(C)	复方樟脑酊(B/C)
苯乙肼(C)	哌唑嗪(C)	二甲硅油
异唑肼(C)	利血平(D)	九、激素类
环苯丙苄(C)	3.血管扩张药	1.肾上腺皮质激素
六、心血管系统药物	亚硝酸异戊酯(C)	可的松(D)
1.强心苷	潘生丁(C)	倍他米松(C)
乙酰洋地黄毒苷(B)	二硝酸异山梨醇(C)	地塞米松(C)
洋地黄(B)	四硝酸赤藓醇(C)	泼尼松(B)
地高辛(B)	硝酸甘油(C)	氢化泼尼松(B)
洋地黄毒苷(B)	托拉唑啉(C)	2.雌激素
去乙酰毛黄苷(B)	七、利尿药	乙烯雌酚(X)
溴苄胺(C)	乙酰唑胺(C)	雌二醇(D)
双异丙吡胺(C)	氨氯吡咪(Bm)	口服避孕药(D)
奎尼丁(C)	氯噻嗪类(D)	3.孕激素
维拉帕米(C)	利尿酸(D)	孕激素类(D)
2.降压药	呋喃苯胺酸(C)	4.降糖药
卡托普利(C)	甘油(D)	胰岛素(B)
可乐宁(C)	甘露醇(C)	氯磺丙脲(D)
二氮嗪(D)	螺内酯(D)	甲磺丁脲(D)
六烃双胺(C)	三氨蝶呤(D)	5.甲状腺激素
肼苯达嗪(B)	尿素(D)	降钙素(B)

本表是根据药物对胎儿的危险性而进行危害等级（即 A、B、C、D、X 级）的分类表。这一分类表便于用药者给孕妇用药时迅速查阅。危害等级的标准是美国药物和食品管理局（FDA）颁布的。大部分药物的危害性级别均由制药厂按上述标准拟定；有少数药物的危害性级别是由某些专家拟定的（在级别字母后附有"m"者）。某些药物标准有两个不同的危害性级别，是因为其危害性可因用药持续时间不同所致。分级标准如下。

A 级：在有对照组的研究中，在妊娠 3 个月的妇女未见到对胎儿危害的迹象（并且也没有对其后 6 个月的危害性的证据），可能对胎儿的影响甚微。

B 级：在动物繁殖性研究中（并未进行孕妇的对照研究），未见到对胎儿的影响。在动物繁殖性研究中表现有副作用，这些副作用并未在妊娠 3 个月的妇女得到证实（也没有对其后 6 个月的危害性的证据）。

C 级：在动物的研究证明它有对胎儿的副作用（致畸或杀死胚胎），但并未在对照组的妇女进行研究，或没有在妇女和动物并行地进行研究。本类药物只有在权衡了对妇女的好处大于对胎儿的危害之后，方可应用。

D 级：有对胎儿的危害性的明确证据，尽管有危害性，但孕妇用药后有绝对的好处（例如孕妇受到死亡的威胁或患有严重的疾病，因此需用它，如应用其他药物虽然安全但无效）。

X 级：在动物或人的研究表明它可使胎儿异常。或根据经验认为在人，或在人及在动物，是有危害性的。在孕妇应用这类药物显然是无益的。本类药物禁用于妊娠或将妊娠的患者。

参考文献

[1] 药典委员会. 中华人民共和国药典. 2010 年版. 北京：中国医药科技出版社，2010.

[2] 药典委员会. 临床用药须知. 北京：中国医药科技出版社，2005.

[3] 陈新谦，金有豫，汤光等. 新编药物学. 第 16 版. 北京：人民卫生出版社，2007.

[4] 杨毓瑛，陈文，张爱知等. 不合理用药分析手册. 上海：上海科学技术出版社，2000.

[5] 杜明华. 医院药店药品管理技能. 北京：化学工业出版社，2006.